生死學叢書　傅偉勳　主編

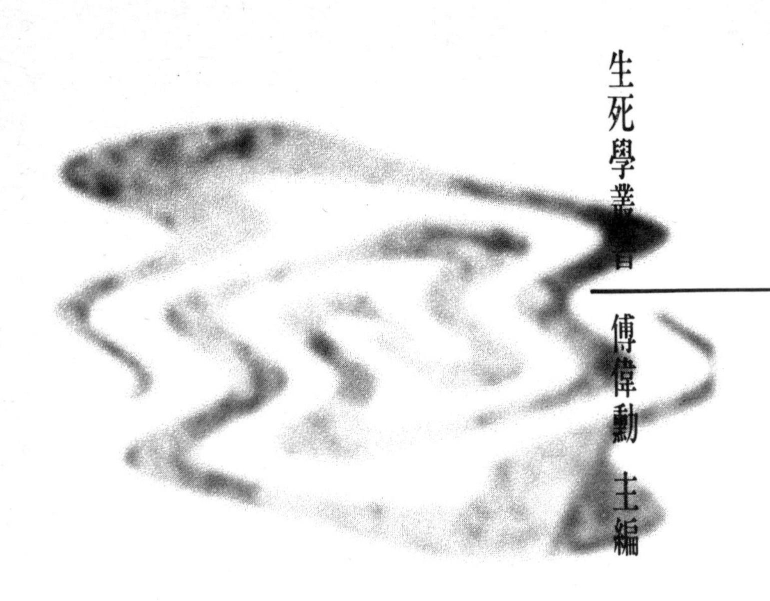

生命的安寧

——關於療養院

鈴木莊一・矢內伸夫・村上德和
田宮仁・中島修平・中島美知子　著
徐雪蓉　譯

東大圖書公司

國家圖書館出版品預行編目資料

生命的安寧：關於療養院／鈴木莊一等著，徐雪蓉譯.-- 初版.-- 臺北市：東大發行：三民總經銷，民86
面；　公分.--(生死學叢書)
ISBN 957-19-2124-6 (平裝)

1.宗教療法　2.臨終關懷

418.982　　86007991

國際網路位址　http://sanmin.com.tw

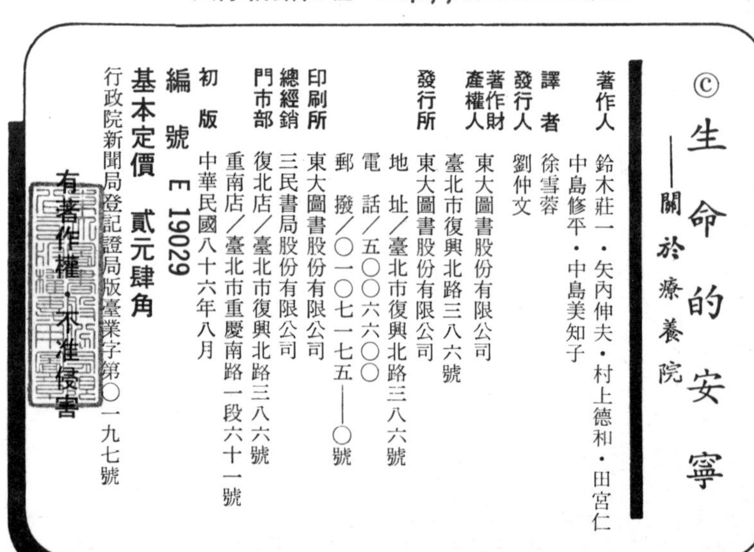
© 生命的安寧
——關於療養院

著作人　鈴木莊一・矢內伸夫・村上德和・田宮仁
　　　　中島修平・中島美知子
譯者　徐雪蓉
發行人　劉仲文
著作財產權人　東大圖書股份有限公司
　　　　臺北市復興北路三八六號
發行所　東大圖書股份有限公司
　　　　地址／臺北市復興北路三八六號
　　　　電話／五〇〇六六〇〇
　　　　郵撥／〇一〇七一七五──〇號
印刷所　東大圖書股份有限公司
總經銷　三民書局股份有限公司
門市部　復北店／臺北市復興北路三八六號
　　　　重南店／臺北市重慶南路一段六十一號
初版　中華民國八十六年八月
編號　E 19029
基本定價　貳元肆角
行政院新聞局登記證局版臺業字第〇一九七號

ISBN 957-19-2124-6 (平裝)

「生死學叢書」總序

兩年多前我根據剛患淋巴腺癌而險過生死大關的親身體驗，以及在敝校（美國費城州立天普大學宗教學系所講授死亡教育(death education)課程的十年教學經驗，出版了《死亡的尊嚴與生命的尊嚴——從臨終精神醫學到現代生死學》一書，經由老友楊國樞教授等名流學者的強力推介，與臺北各大報章雜誌的大事報導，無形中成為推動我國死亡學(thanatology)或生死學(life-and-death studies)探索暨死亡教育運動的催化「經典之作」（引報章語），榮獲《聯合報》「讀書人」該年度非文學類最佳書獎，而我自己也獲得「死亡學大師」（《中國時報》）、「生死學大師」（《金石堂月報》）之類的奇妙頭銜，令我受寵若驚。

拙著所引起的讀者興趣與社會關注，似乎象徵著，我國已從高度的經濟發展與物質生活的片面提高，轉進開創（超世俗的）精神文化的準備階段，而國人似乎也開始悟覺到，涉及死亡問題或生死問題的高度精神性甚至宗教性探索的重大生命意義。這未嘗不是令人感到可喜可賀的社會文化嶄新趨勢。

配合此一趨勢，由具有基督教背景的馬偕醫院以及安寧照顧基金會所帶頭的安寧照顧運動，有了較有規模的進一步發展，而具有佛教背景的慈濟醫院與國泰醫院也隨後開始鼓動臨終關懷的重視關注。我自己也前後應邀，在馬偕醫院、雙蓮教會、慈濟醫院、國泰集團籌備的臨終關懷基金會第一屆募款大會、臺大醫學院、成功大學醫學院等處，環繞著醫療體制暨醫學教育改革課題，作了多次專題主講，特別強調於此世紀之交，轉化救治(cure)本位的傳統醫療觀為關懷照顧(care)本位的新時代醫療觀的迫切性。

在高等學府方面，國樞兄與余德慧教授（《張老師月刊》總編輯）也在臺大響應我對生死學探索與死亡教育的提倡，首度合開一門生死學課程。據報紙所載，選課學生極其踴躍，居然爆滿，出乎我們意料之外，與我五年前在成大文學院講堂專講死亡問題時，十分鐘內三分之一左右的聽眾中途離席的情景相比，令我感受良深。臺大生死學開課成功的盛況，也觸發了成功大學等校開設此一課程的機緣，相信在不久的將來，會與宗教（學）教育、通識教育等等，共同形成在人文社會科學課程與研究不可或缺的熱門學科。

我個人的生死學探索已跳過上述拙著較有個體死亡學(individual thanatology)偏重意味的初步階段，進入了「生死學三部曲」的思維高階段。根據我的新近著想，廣義的生死學應該包括以下三項。第一項是面對人類共同命運的死之挑戰，表現愛之關懷的（我在此刻所要強調的）「共命死亡學」（destiny-shared thanatology），探索內容極為廣泛，至少包括（涉及自殺、死刑、安樂死等等）死亡問題的法律學、倫理學探討，醫療倫理（學）、醫院體制暨醫學教育改革課題探討，（具有我國本土特色的）臨終精神醫學暨精神治療發展課題之研究，老齡化社會的福利政策及公益事業，死者遺囑的心理調節與精神安慰，「死亡美學」、「死亡文學」以及「死亡藝術」的領域開拓，（涉及腦死、植物人狀態的）「死亡」定義探討，有關死亡現象與觀念以及（有關墓葬等）死亡風俗的文化人類學、比較民俗學、比較神話學、比較宗教學、比較哲學、社會學等種種探索進路，不勝枚舉。

第二項是環繞著死後生命或死後世界奧祕探索的種種進路，至少包括神話學、宗教（學）、文學藝術、（超）心理學、科學宇宙觀、民間宗教（學）、文化人類學、比較文化學，以及哲學考察等等的進路。此類不同進路當可構成具有新世紀科際整合意味的探索理路。近二十年來愈行愈盛的歐美「新時代」（New Age）宗教運動、日本新（興）宗教運動，乃至臺灣當前的種種民間宗教活動盛況等等，都顯示著，隨著世俗界生活水準的提高改善，人類對於死後生命或死後世界（不論有否）的好奇與探索興趣有增無減，我們在下一世紀或許能夠獲致較有「突破性」的探索成果出來。

第三項是以「愛」的表現貫穿「生」與「死」的生死學探索，即從「死亡學」（狹義的生死學）轉到「生命學」，面對死的挑戰，重新肯定每一單獨實存的生命尊嚴與價值意義，而以「愛」的教育幫助每一單獨實存建立健全有益的生死觀與生死智慧。為此，現代人的生死學探索應該包括古今中外的典範人物有關生死學與生死智慧的言行研究，具有生死學深度的文學藝術作品研究，「生死美學」、「生死文學」、「生死哲學」等等的領域開拓，對於「後傳統」(post-traditional)的「宗教」本質與意義的深層探討等等。我認為，通過此類生死學的種種探索，我們應可建立適應我國本土的新世紀「心性體認本位」生死觀與生死智慧出來，有待我們大家共同探索，彼此分享。

依照上面所列三大項現代生死學的探索，這套叢書將以引介歐美日等先進國家有關死亡學或生死學的有益書籍為主，亦可收入本國學者較有份量的有關著作。本來已有兩三家出版商請我籌劃生死學叢書，但我再三考慮之後，主動向東大圖書公司董事長劉振強先生提出我的企劃。振強兄是多年來的出版界好友，深信我的叢書企劃有益於我國精神文化的創新發展，就立即很慷慨地點頭同意，對此我衷心表示敬意。

我已決定正式加入行將開辦的佛光大學人文社會科學學院教授陣容。籌備校長龔鵬程教授屢次促我企劃，可以算是世界第一所的生死學研究所(Institute of Life-and-Death Studies)之設立。希望生死學研究所及其有關的未來學術書刊出版，與我主編的此套生死學叢書兩相配合，推動我國此岸本土以及海峽彼岸開創新世紀生死學的探索理路出來。

一九九五年九月二十四日傅偉勳序於
中央研究院文哲所（研究講座訪問期間）

「生死學叢書」出版說明

本叢書由傅偉勳教授於民國八十四年九月為本公司策劃，旨在譯介歐美日等國有關生死學的重要著作，以為國內研究之參考。傅教授從百餘種相關著作中，精挑二十餘種，內容涵蓋生死學各個層面，期望能提供最完整的生死學研究之參考。傅教授一生熱心學術，對推動國內的生死學研究風氣，更是不遺餘力，貢獻良多。不幸他竟於民國八十五年十月十五日遽爾謝世，未能親見本叢書之全部完成。茲值本書出版之際，謹在此表達我們對他無限的景仰與懷念。

東大圖書公司編輯部　謹啟

序文

「醫療與宗教協會」創立於昭和五十九年十二月；在此之前，日本醫學界不曾把屬於科學領域的醫學和宗教一同思考。

十年前日本醫學界開始研究「臨床死亡」，此後，不僅是研究會會員，舉凡醫生、護士以及其他醫護人員也都開始透過死亡來了解生命。

「醫療與宗教協會」是由全國重視宗教功能的醫生、護士、社工人員與佛教、基督教、神道等各派宗教家共同創立，他們期待以更寬廣的角度去思考生與死的問題。

本書中所蒐集的論文皆是以生死與宗教醫療的角度所寫成，在每個月的聚會中發表；我想這大概是日本最先以這類主題為文的出版品吧！相信此書將給一向對生命採取冷漠態度的醫學界以及和醫學界毫不相容的宗教界帶來一大衝擊，更期待透過此書提供日本醫學界一大新方向。

聖路加看護大學校長

日野原 重明

生命的安寧

——關於療養院

目次

從初期護理看末期醫療與宗教

——某診所的建言

鈴木莊一

一、從診所看末期護理

前言

我出身於一個醫生家庭，對地方上一名醫生而言，首要思考的是自己的生活環境、該地區病人的生活環境、居住於該地區之家庭、及其居民的生活形態等問題。由於今後將與各位一同研究醫療與宗教合作方面的事宜，談的東西正是我實際從事的工作應該是最理想的吧！以下就在談話順序中加入一些我個人的體驗。

坊間固然有許多醫學史方面的書籍，但翻開醫療的歷史發現具科學性之現代醫學的問世，最早是在一八六五年，即距今一百二十年前一位名叫柯洛特・貝爾納耳的生理學家寫了《實驗醫學序論》之後的事。現代自然科學中醫學的發達的確僅有一百二十年的歷史；在那之前，一直撫慰、支持受病魔肆虐之苦的人們的，其實是宗教界人士。

如今，醫療界正面臨一個重大的轉捩點。毋庸置疑地，醫學漸漸專精化、細分化，有了長足的進步。過去曾有個時代，日本人的平均壽命僅達三十歲左右。戰後不久，延長至五十歲，到今天，女性已快破八十大關！在養老瀑布故事中那過往的年代裡，如此的長壽是件多麼令人嚮往的事啊！然而，現今這種長壽至上主義同時也向社會拋出許多問題，因為，正視瀕死者之生活方式與人性化之生命形態的時代已經到來，不論醫學、醫療如何進步，人的死亡率終究是百分之百，無法改變。

大約二年前，現任日本醫師協會會長的羽田春兔先生曾在基礎護理學會講授「二十一世紀的醫療展望」，其中提到「自由世界的醫療費用」：根據ＯＥＣＤ資料以及美國、加拿大的統計，驚人地發現花費於六十五歲以上老人的醫療金額，高達全體的六至七成。先進國家均花費如此龐大的金額在上面。

遺體捐贈前，先誦經（病例一）

先從我處理的一個病例開始談吧！短短一週內，在我那小小的有床診所中，陪伴兩位癌症病人走到他們人生的盡頭。一位是六十一歲的男性，和昨天辭世的八十八歲胃癌病患。近來，京都大學心理學教授河合隼雄透過岩波書店出了《尋求宗教與科學的交集點》一書，書中探討楊格極為重視的「同時性」(Synchronisity)的問題。說是巧合還真巧！這兩個例子正好為今天的話題提供了材料。

先談六十一歲男性的例子，就稱他K先生好了。談到與他初次見面，已是十幾年前的光景。夫婦二人都是我的病人，膝下無子，多年來K先生一直對我很信賴。他一生坎坷。出生於橫須賀，家有五兄弟姊妹，聽說父親曾是軍人，他本人也一度進入過橫須賀的空軍。戰後，只好歷經三番兩次的轉業。

與我最初的相遇，是肝臟有疾，因肝炎而前來求診。後來，可能是生活環境惡劣的影響，漸漸從肝炎惡化至肝硬化！今年七月，在硬化了的肝中發現嚴重的癌細胞。從肝炎到肝硬化，再惡化至肝癌這樣的發展過程在醫學上已受證實，因此近年來學界均主張在惡化成肝癌前，即儘可能於初期時儘速檢查，利用先進的醫療工具，如照超音波、或腹部CT等等。然而我那小診所無法齊備各項高額的醫療工具，頂多只能照照超音波。遺憾的是，七月時，發現癌細胞已蔓延得很大了。

K太太有糖尿病。誠如大家所知，糖尿病是全身性疾病。而她的病情已惡化至病性網膜症了。她說：「實在沒辦法讓他在家得到充分的照顧，最後這段時間，無論如何都要拜託醫生您！」就這樣，六月二十一日K先生住進了我的醫院。

在此先引用一段之前提到的河合隼雄教授的文章。

> 西洋醫學將人體視為客觀對象，於是發展成科學性的醫學，日本的醫學如今也可稱為西洋的醫學了。然而，即使想要客觀觀察人心，但因觀者本身就有心，所以往往難以成功。當然，為避免該情況發生，治療者可以儘量採取客觀態度，認為如此便能以科學的方式進行治療。若將問題限定住，確實能達成相當程度的科學性治療；不過仍有其極限。而且一旦涉及靈魂心志的層次，科學就無能為力了。
>
> 宗教最初是以思考人類如何對抗死亡問題應運而生的，但由此產生的並非只是單純的科學知識體系；醫師，特別是臨床醫師與宗教家有其相互合作的必要。

K先生六月二十一日入院，九月十九日病逝。這段時間，病人與我、以護士為首的醫療人員、及K太太之間，進行了許多心靈的交流，當然也一直治療著他的病症。末期，腹部積水，全身狀況極度惡化。

九月時，我對他太太說：「照這樣看來，日子大概不長了。」這種腹部積水的肝硬化性肝癌，最可怕的就是最後因急性出血導致突然暴斃。最常見食道靜脈瘤出血，另外，身體其他部分也會變得十分容易出血。還有一種可能性是一旦肝臟失去功能，氨的血液濃度升高，會左右人的意識，稱作肝性昏睡，導致意識不清。

不知道K太太和情況如此惡劣的他是如何商量這件事的，總之就是她對我說：「就當作是對至今接受的醫療照顧的一點回饋吧！丈夫和我死了之後，都要把遺體捐出來。」於是，九月中旬完成手續，我立刻與附近的昭和大學取得聯繫。遺體捐贈這種事，除了本人的意願外，還必須有配偶、若父母健在須父母、有子女者須子女、以及手足全體的同意才行。在日本解剖、實習用人體如此不足的今天，這對老夫婦的心願，就是「無論如何也要讓年輕的實習生使用！」

事實上之前我已有一次處理這種事的經驗了，所以這算第二次。該資料寄達昭和大學大約是在九月十六日，二天後的九月十八日，新宿有一場訪問看護座談會，看完病人後我去參加了那場座談會，回到家時已過晚間十點。前往新宿前當然先去病房看過他，觀察了一下病情，他依舊意識朦朧。知道他一直等著我，於是回家後立刻到他病房。和出去前比起來，似乎更是血氣益失，甚至已到咽喉哽痰的地步了。我立即作了些處理，但那似乎是靜脈瘤破裂的前兆，果然！倏地激烈吐血，一瞬間飛濺在病房的窗帘上！我立刻為他注射止血劑，同時幫他抽痰，總算暫時勉強維持住生命。接著對K太太說，可以請他兄弟姊妹們來了。我那兒只有我一個醫生，凌晨十二點半剛過，就把護士、住我那兒的三個六年級醫科生叫起來幫忙做完最後的護理。K先生的眼神似乎流露著對我的感激，無言地，在夜半二點十五分離開人世。

當時，我的眼簾中立刻浮現出一個人的面容，那是向來與我熟稔的、就住我家後面善慶寺裡的住持。半夜二點十五分不能打電話，只好第二天一早聯絡他。其實，直接聯絡好昭和大學，不進行任何祈禱、安魂儀式就將遺體送上前來迎接的車子，以科學的角度而言是沒有什麼不妥的；但身為一個「人」，我不能這麼做。拜託了善慶寺的住持，他欣然同意，前來為死者誦經。

K先生臨終時，身旁除了妻子，還有他母親。八十九歲高齡的老母，親眼目睹兒子的死亡。我對早晨前來迎接遺體的大學解剖學教室的人說明他們倆崇高的意志，同時，拜託他們務必鄭重對待。

清澄天空中
遺體捐贈者之母
盈眶熱淚

病人的心願（病例二）

K先生去世不到一週，因胃癌住進我醫院的一位八十八歲M老太太也相繼離世。巧的是她與K先生同為橫須賀人，而於京都、東京的涉谷、大森輾轉渡過八十八年的人生。她兒子現在在東京神田的須田町經營西服店。

大約二年前，覺得胃部不適來我這兒求診，才發現是胃癌。我為她介紹一家醫院動胃部手術，不過外科醫生報告：「很抱歉！已經蔓延太大，無法完全摘除。」只好兼施側管手術，割掉主要的腫瘤部分。

談到住進我這兒的淵源，乃因她兒子的店在神田的須田町，夫婦倆一到店裡，就只剩這位八十八歲的老太太在家。隨著病情惡化到無法自己進食時，「無論如何也不能讓她獨自一人！」因此就到僅距他家三百公尺左右的我這兒來了。M老太太比之前那位K先生更為堅毅，入院前就對我說：「醫生！我死了，一定要捐出身體。請你務必替我完成手續。」她本人其實也曾向兒子和兄弟姊妹提及：「一定要對醫學有所貢獻。」

我想她應該有信仰的寺廟吧！請那兒的僧侶來為她祈福也許有所幫助，於是在她臨終一週前左右，對她兒子說：「老婆婆信奉的寺廟在哪裡？」「在北青山。」他回答。於是我問老婆婆：「不如請師父來一趟吧！」不料，她卻說：「沒有必要。事實上，我私下是信基督教的。請用基督教的儀式好了！」而且她還拜託我全權處理。我說明：「我是個醫生，不是宗教家。不過，到時候還是交給我辦吧！」

其實老婆婆的最大願望，就是能夠安詳地死去。因此最後階段就不再做積極治療；每天，只吊點滴和精神輔導。

昨天早上，吐了些血，血壓降低，全身狀況急遽惡化。傍晚，第二次吐血。早上吐血時，猶豫著要不要輸血給她。說實在話，這是身為醫師的掙扎。但她本人已表明心意了，而且輸血算起來相當於血液的「器官移植」。各位或許覺得不過是簡單地輸個血嘛！然而一滴血亦彌足珍貴。我成全老婆婆由來已久的願望，只用加了止血劑的點滴。

到第二次吐血時，立刻產生下顎呼吸。此時我下定決心「不再重蹈覆轍了！要遵照老婆婆的意思，請牧師過來。」於是急忙電請熟識的牧師。不料，他正好不在，屢次打電話都沒接通，只好打給該教會的副牧師，說明原委後請他過來。但他對我這兒不熟，騎著機車一路奔找而來，仍耗掉不少時間。很遺憾沒能在病人斷氣前趕到。

其實做到這個地步，已經超出我身為一個醫生的職責了！但念及與她的約定，還是透過副牧師拜託牧師：「請來病房守靈，第二天早上再進行出殯儀式。」一般來說，即使是單人病房也無法容納太多人，M老太太待的這間剛好是和室，有八個榻榻米大，入殮儀式才得以順利進行。昨晚牧師抵達時大約八點三十分，立即為尚未受洗的八十八歲老太太祈禱。

當時引用的話是《新約聖經》格林多人第一封信中第十五章五十至五十四節的內容。其中有一段非常感人，在此容我把它念出來。那是保祿最初寫給格林多人的信的最後一部分。

> 弟兄們，我告訴你們：肉和血不能承受天主的國，可朽壞的也不能承受不能朽壞的。看，我告訴你們一件奧祕的事：我們眾人不全死亡，但我們眾人卻要改變，這是在頃刻之間，在末次吹號筒時發生的。的確，號筒一響，死人必要復活，成為不朽的，我們也必要改變，因為這可朽壞的，必須穿上不可朽壞的；這可死的，必須穿上不可死

的。只要這可朽壞的，穿上了不可朽壞的；這可死的，穿上了不可死的，那時就要應驗經上所記載的話語。

（譯注：《聖經》譯文參考「思高聖經學會」之譯釋，下同）

透過這些儀式，家屬的心靈也得到莫大安慰。今天早上，她由我這兒移棺，遺體被運往昭和大學的太平間。

所以我那兒和別的醫院不同，並沒有處理太多病人的死亡。今年，因癌症在我那兒過世的，這是第三位。

心靈輔導（英國的療養院）

接下來要談的例子，是從發病開始直到死亡都一直待在我那兒的，一位牧師的妻子。

再這樣談下去也許大家就要覺得無聊了！那麼，在往下之前，讓我先把要談這話題的背景原因稍作說明。其實我會對末期護理產生關心、甚至興起投入的意願，肇因於一九七七年在倫敦聖克里斯多福與頌達斯院長的相遇。拙著《擁抱死亡》（一九八五年，人類與歷史社發行）對其始末有詳盡的敘述。

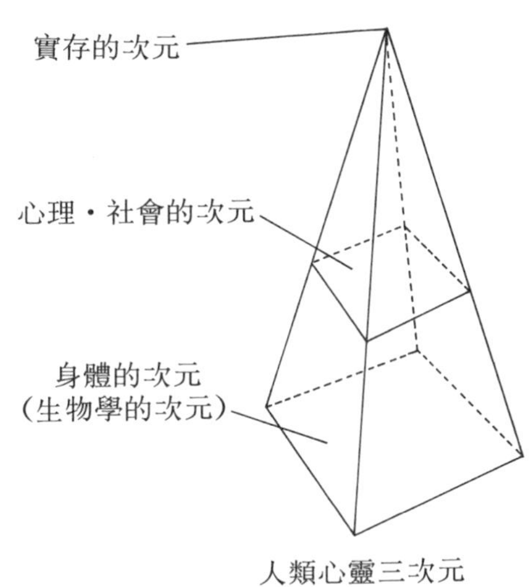

人類心靈三次元
摘自笠原嘉《不安的病理》

我大約從昭和二十年代開始接受醫學教育，當時的醫學教育僅有生理醫療；至於心靈輔導方面，要等到自己成為臨床醫師，累積各方面經驗後才有所心得。到今天這個時代，精神病人已是每個醫療人員必須面對的對象。只作身體的醫療對人而言是不夠的，心靈輔導同樣重要！同時，還須考量當事者的家庭環境和身處的社會環境等等。如今，這樣的時代已然到來。

這個圖（請參閱）是名古屋大學精神醫學教授笠原先生在某處畫的，我覺得十分淺顯易懂，所以在許多場合都借用它。身體的次元位於三角錐的底邊，也可稱為生物的次元。中間部分叫作心理、社會的次元，也就是精神醫學所要處理的部分。至於最頂點則稱為實存的次元，這是需要宗教輔導之處。戰後，日本為了溫飽、為了生存，拼命在身體的次元上面求滿足。接著，透過精神醫學和心理學擴展至心理、社會的次元。然而最被忽略的，不就是位於頂點的部分嗎？

一九七七年四月三十日早晨，和五位醫生一同來到位於倫敦東南方、車程約二、三十分鐘的聖克里斯多福療養院。當時的聖克里斯多福只有五十四個床位，後來稍有增加，如今約達七〇床左右。然而近來有人質疑像英國這種收容很多人的設備並不適合作為療養院；照顧末期病人較理想的，是收容人數較少，可作相當程度之個別護理的設備。於是，近來聽說至多二十四床、甚或更小一點的療養院數量正逐漸增加。

英國療養院病床的特徵之一是床後置有枕頭，讓病人可半坐臥地接受照顧。另外，床邊備有高背椅，可將病人移坐椅上、方便進食。病房內除了言語溝通(Verbal Communication)外，還盛行握住病人的手、以溫柔眼神注視的無言交流(Nonverbal Communication)。

一進入聖克里斯多福，迎面就是櫃臺。右手邊是禮拜堂，每逢週日，有的人躺在病床上、或坐輪椅，當然，精神好的人走路進來做禮拜。另外，裡面掛著象徵人類誕生、復活、再生的三幅畫。像這樣，宗教醫療在彼處盛行著。我們臨床醫生在末期護理的階段相當重視壽命的延長，持無論如何都要徹底擊敗癌症的積極性治療態度，另外還有以減輕病人肉體痛苦、解放其精神困惑為主的護理工作。但在英國的療養院，主要在於達成後者的功能。

連日前來的牧師（病例三）

在此先將話題帶回剛才提到的第三個病例，也就是某牧師夫人的例子。

第一次被叫去，是五十九年三月，接到一通電話說：「她吐了血，請務必來看病！」那年瑞雪，他家與我家之間距離有些遠。我說：「但我實在沒法自己開車去……」於是對方立刻回答：「會有專車去接您，拜託一定要來。」許久以前曾與他們見過面，是世田谷的人。我出診去了。坐在床緣診察時，她已氣如游絲、臉色奇差，而且又吐了血。我提出建議：「我看，先住進大醫院比較好。」得到的回答卻是：「若不是您的醫院我就不去。」面對極為虛弱的病人，我只好說：「那就先到我那兒吧！仔細做些檢查，不過如果情況不樂觀，還是請轉往大醫院作適當的治療。」第二天，她就住進來了。

到醫院立即做了胃部內視鏡檢查。胃出血，而且癌細胞大約從胃中央一直蔓延到最深處。那時，紅血球數二三七萬、血紅蛋白量三・八公克/公升，貧血情形嚴重，於是給她輸了血。像這種情況，醫生對病人的態度大部分是：「醫生永遠是對的，只要乖乖地接受指示就行了！」但事實上，此時向病人說明清楚，並做深度溝通才是最重要的。我告訴她：「這裡有一大塊潰瘍，不動手術不行。而且要動手術就得趁早。」只不過是良性？是惡性？當時沒說出來就是了。

就這樣，她四月時轉入聖路加醫院，並在那兒接受了手術治療。

她是位信仰堅定、心地善良的女士。對於如何告知病名，我私下著實煩惱不已。在日本，大部分的醫生都不怎麼告知病情；我採用的方法是考慮當事者人格、人生閱歷、一生際遇，同時還評估社會立場、以及其他種種要素。對二成左右的病人，我朝著以某方式告知病情的方向努力著。至於這位病人，我先與她家人作了相當程度的溝通。手術後，出了院，身體狀況恢復得差不多了，再由她家人轉知病情。

然而她身體復原不久，換她原本健康的牧師丈夫迸發腦栓塞，住進聖路加醫院。這件事對她的精神打擊相當大。

大約過了二年，也就是去年九月吧！她說是感冒，照了X光，發現兩片肺部有多發性轉移現象。自那時起，就經常咳嗽。雖然對日常生活不致有太大影響，畢竟還是朝著日益惡化之路前進。當時她丈夫也已出院，夫婦倆與女兒女婿、以及他們的孩子一家六口，過著平和的三代同堂生活。

但今年二月天寒，她體力已衰退得甚至無法行走，我又接受請求前去診斷。看她這段日子病情的發展，只要是專門領域的醫生應該都心裡有數，但還是令人感到遺憾萬分，癌細胞已擴散至脊椎，尤以頸椎為中心持續蔓延著。用專門術語來說，椎管壓迫症狀形形色色，她的情況則是已散佈全身，幾乎到臥病不起的地步。一般來說，這時病人會有鼠蹊部淋巴腺腫大的現象；她卻完全例外，而是從脊椎移轉壓迫至脊髓神經。

一開始使用非嵌二萘系鎮痛劑，但卻引發最令人擔憂的排尿、排便困難。為了儘可能讓這位病人在家中接受治療，我做了各種努力；但後來連我也不得不承認：「依照病情看來，這樣下去實在不行」，於是和家屬商量，四月十七日又讓她回到醫院。

使用各種鎮痛劑的同時，四月，受到無論如何也要治好她的心情驅使，於是我開始使用抗癌劑、賦活抗癌劑、和增強免疫功能的藥。遺憾的是，儘管各項治療持續進行，病情仍不斷惡化，漸漸地，到了必須使用止痛劑中的鹽酸嗎啡液的地步。

當時，我對病人所屬教會的牧師說：「不管怎樣，請務必協助我陪病人走完最後一段。」說來也真難為了他，從末期症狀出現起，只要有可能，他幾乎每天從世田谷來到醫院。我忙，無法一直待在病人床前，偶爾去時，他們不是一起唱著聖歌，就是在誦讀詩篇。

今年五月七日是她七十一歲生日，紅豆飯吃了大約三分之一。雖說是信仰篤實的人，憂鬱與平靜的心情仍不時交錯著。

有名的邱布勒・羅絲在《死亡的瞬間》（川口正吉譯，一九六七年，讀賣新聞社發行）中寫道，人類面對死亡時會產生階段性反應，它是否完全與日本人的情形吻合？我稍為存疑；但就我至目前為止的觀察來看，大多數日本人的喜、怒、哀、樂都不怎麼形諸於色，傾向於客氣、顧慮多，而且較為內斂、抑鬱，這些可說是日本人的特徵吧！我認為了解這些特徵，並將之引發外顯，精神護理或宗教輔導也許就能順利進行。

直到五月十日左右，我們的工作人員都還應付得來，但差不多從五月十七日起，大家都到了極限，只好請求牧師的協助。如先前所說，他們一起讀聖經、唱詩歌，慢慢地，連牧師也筋疲力盡了！有時他對病人說：「我也在你旁邊睡一下好了。」午睡後，他才離去。對病人而言，也許這反而是較輕鬆而理想的慰藉方式。後來聽護士的報告發現，有人在身旁支持，為自己禱告，而且還睡在自己身旁，比聽一大堆大道理和安慰的話語來得有功效！

一直到牧師來、或稍後的五月二十日為止，是我從事積極治療的階段。五月二十二日，與她家人作了相當程度的溝通，表明「目前為止一直努力治療，所以用了許多抗癌劑；然而病情仍持續惡化，今後的方向，將由治療轉為護理。」並取得了家屬的同意。

二十二日，我判斷：「病人的生命大概剩不到一個禮拜了……。」後來大家取笑我這鈴木氣象臺不準，三次危機，召集親人來，三次，都平安渡過。

她是六月十九日去世的。事實上死亡前幾天血壓已降至四十左右，脈搏也十分微弱了。到此，可說已響起全天候空襲警報；但出人意表的是，心理狀況卻漸趨平靜。或許，人在迫近死亡時，反而會益發平和吧！她變得非常溫和，臨終前意識已逐漸模糊了，意識開始模糊時血壓已降至三十八。半夜三點左右，開始下顎呼吸，旋即，我下達第四次召集令：「請家屬全部到齊。」臨終時的她十分安詳。

她的信仰心固然深厚，但在我兩個月的觀察內發現，除了高昂的信仰意念外，其實臉上也曾浮現人類共通的「煩惱」、「悲苦」、或「痛楚」。在這當中，我深刻學習到身為一個醫生該如何照顧病人的原則。也就是說，在這種時刻，若有宗教人士在身邊、或組成工作小組，應該是最理想的。

這才是真正對病人的照顧。醫生雖然扮演著由生至死之橋樑的角色，但若同時有人，特別是宗教家在旁補充醫生不足之處，對日本文化而言更有其必要吧！

肺癌病人
微弱喘息聲中
蚊也迷惑

二、醫療現場面對的宗教

宗教與法律

時常有人問：「牧師或和尚不是不能進入醫院嗎？」我拿到這次的題目時，請厚生省的人調查了一下，發現憲法第二十條中有一段易於引人誤解的話，要是在國立醫院也許還真會釀成問題呢！有關宗教人士進入醫院的重要基本原則列在日本憲法第二十條「信仰的自由」中。

一、保障全體國民之信仰自由。任何宗教團體均不得濫用國家特權，或行使一般權力左右他人信仰自由。

二、不得強迫任何人參加宗教活動、慶典、儀式或節慶。

三、國家及其機關不得從事宗教教育及其他任何宗教活動。

第三點所謂的「其機關」，我想即相當於國立或公立醫院吧！例如以前曾聽說有位牧師進入某國立醫院之癌症中心時，被那裡的護士攔阻過。但最近我曾請一位對厚生省健康政策極為了解的人調查，發現病人或其家屬有此需求的話，宗教人士是可以進出醫院的。

迷信

另外，還有人真是迷信。舉例來說，「臨終時出院不吉利，想在臨終前出院。」或者「臨終時不能入院」等等。以下要談的這個甚至已進入民俗學的領域了呢！譬如：「今天是大凶之日，不願意作檢查。」其中還有人說：「醫師！您的醫院方位不好，請介紹別家給我。」有一次，給病人介紹了癌症中心，他竟然挑剔：「那裡方位也很差，能不能介紹個相反方向的呢？」儘管已是科學如此昌明的二十世紀，仍有這樣的人存在！

但當我努力回想過去的經驗，發現病人在臨近死亡時，不知是否有什麼超越其意志的力量運作之故，會變得不再那麼挑三揀四！不論是虔誠的佛教徒也好、不是也罷，甚或他根本是無神論者也一樣。對於楊格的學說，我鑽研得並不多，但對他說的：「人類會隨著死亡的臨近而變得很宗教。」則深有同感。

儘管現代醫學日新月異，仍大有未解之謎。許多人誤認現今醫學已達萬能之境，但事實上目前能掌握的，僅如大海邊的一握之沙。

對於生命現象，所了解的部分亦極少，然而卻有些人自以為無所不知、大放厥辭！一有新藥發明，媒體就大肆渲染，說得癌症好像只要靠它就藥到病除了，不然就是天花亂墜地報導「不久即將治癒……」什麼的。事實上，生命現象，異常難解，神秘部分仍多，決非如此簡單的事。

現今，醫療與宗教之所以走向攜手合作的境界，乃因醫生們也有了新的認知，那就是：「實證科學無法完全解釋、說明的，較超越現實的東西其實是存在於世，而且是具有價值的。」

日本的遺體捐贈運動

剛才談了一點遺體捐贈的話題，以下再容我繼續談談有關日本器官捐贈運動的事。

大家知道「遺體捐贈」一詞從何而來嗎？其實是源自一位住在岡山縣笠岡的永安光太郎先生的話。昭和四十二年十月，他在善意銀行行員印刷部寫了有關捐血、捐眼、為醫學而捐贈器官的文章。這是器官捐贈一辭首次問世。

至於日本第一位遺體捐贈者，則是明治二年，一位三十四歲、名叫阿蜜的風塵女子。她是自願接受解剖的。而若談到對此運動推展不遺餘力、令人難以忘懷的，是倉谷利助先生。

關於他的事蹟，在母校教我解剖學、後來擔任東京大學教授的解剖學名師藤田光太郎，曾寫過以下這段文章。

昭和二十六年某日，有位年近七十的、了不起的老人，來到解剖學教室找我，事由如下。這位老人，倉谷利助先生，於昭和二十二年三月因胃潰瘍送醫，但在赴東京大學醫院分院途中演變成胃穿孔。立刻緊急手術後幸得保下一命。之後，又精神奕奕且愉快地過生活，但這同時，他也開始思索該如何回饋救他一命的醫學。終於，他想到自己死後可以捐出身體給醫生作解剖材料！在與外科醫師商量並獲致贊同後，才來到我這兒，要我聽聽他的意見。

在解剖室工作的人，對於類似的提議並不陌生。但大部分若非出自什麼不純正的動機，便是精神異常，因此對這種事情自然常懷警戒之心。然而倉谷先生的談話卻完全沒有那些跡象。條理明晰、誠心洋溢，讓我深深感動。

還記得倉谷先生一去世，他的家人就立刻通知我他要作遺體捐贈的事。老實說，一直到那一刻之前，我都還對倉谷先生的心意能否實現沒有絕對的把握。首先，當事人在面臨死亡時，說不定會有所變卦。另外，若家屬反對也將不了了之。對他生前的熱情態度，我表現得近乎冷漠，那種消極保留的態度，恐怕曾令倉谷先生有些失望吧！他死後，我才感到後悔不已。

……

他的遺體在第二天被送至大學，保存在注有防腐劑的箱子裡。五月上旬，在東大醫師會主辦的講習會中，由藤田教授操刀，連續做了三天的遺體解剖，示範給十位臨床醫生看，完成了受贈單位的責任。

……

倉谷利助先生的遺言如下：

一、死亡消息勿驚動親友。

二、勿哭泣。

三、斷氣時立刻通知東大解剖學教室，守靈隔日清晨，請對方前來領取遺體。

四、死亡通知於頭七後提出。

從那之後，日本有了「白菊會」組織，遺體捐贈風氣才慢慢普及起來，從「阿蜜」這位風塵女子創先捐出遺體後過了八十六年，我國（日本）的遺體捐贈運動才真正得以與醫師教育銜接。關於這方面的始末，也許有些人已在朝日新聞社記者藤田真一〈今後的生與死〉（一九八〇年，朝日新聞社）文中閱過其詳盡的描述了吧！

再把話題帶回來。第一個向我提出遺體捐贈之申請的，是在《擁抱死亡》中最後一個談到的人。他患了白血病，是個基督徒，他本人及家屬對遺體捐贈的意志都非常堅定。他是在東京醫科牙科大學的解剖學教室成志的。我國醫學教育解剖學實習用遺體受到此一精神運動之支持，不但應該經常引以為傲，也是我們往後必須努力倡導、推展的事業。

臨床醫師與宗教家的合作

接下來讓我談談臨床醫師與宗教家合作的幾個例子。

有位患了肺癌、年約七十七的老婦人，以前動過子宮癌手術。那時，我並非主治醫生，對手術情形並不了解。十二年後，癌細胞轉移至兩片肺部，最後因移轉性肺癌死亡。

她的家人都是虔誠的天理教徒，我也差不多剛好是從那時起開始思考請求宗教人士協助的事，所以病人一到醫院，我就立即找了當地天理教會長。老婦人的家從商，十分忙碌，於是我對教會長說：「請貴教會的人儘量幫助她。」會長欣然同意，回答：「好的！我一定盡全力去做。」於是，該教會每天輪派人員來醫院照顧這位病人。臨終前一天，教會長夫人表示：「讓我來睡在病人身旁吧！」就這樣陪伴她渡過了最後一夜。

之後，不知是何原因，老婦人的葬禮卻是以佛教儀式舉行的；雖然如此，那位天理教會長仍然擔任了治喪委員會長。

另外一位是因結腸癌長期住在我醫院裡的老婆婆。她的手術原本十分成功，然而兩、三年後臉色日漸蠟黃，原來是產生了黃膽症狀。剛好當時孫子年幼，以致她無法在家中受到妥善照顧，就住進了我的醫院。

有位中年人每天必到醫院探訪她。我猜想應該是老婆婆的親戚吧？還覺得真是辛苦他了！住院後三個月左右，當她彌留時，約清晨四點左右，家人固然已全部到齊，然而比她家人還早前來的就是這位先生。我對他的身份實在好奇，一問之下，才知老婆婆是虔誠的金光教徒，而這位先生，是該教會的會長。也許是因他的協助，也許也因已屆高齡，老婆婆一直到最後都沒有顯露對死亡的恐懼。

另外，還有這樣的例子，是一位長久以來我極為敬仰的醫師，他的膽道發現癌細胞，在某醫院動手術後過了大約一年半又再度復發，於是來到我的醫院。現在來看膽道癌已不是什麼大問題了，但當時必須將塑膠管插入膽道，使膽汁由該處排除，而且每天還必須飲用膽汁。有一天他終於忍不住地說：「我再也不要喝了。」畢竟他自己就是醫生，病情如何大約也能推出個十之八九，但他之前從來不曾表現出來就是了。後來他說：「我不要死在醫院裡！」於是回家渡過人生的最後一段時光。

在他死前五天左右突然發生腦溢血，陷入昏迷狀態，他的家屬就把我叫了去。當時的我還年輕、體力較好，時間也寬裕，那晚就住在他家照顧他，不過，他仍昏迷了好幾天。

不可思議的是，到了第三天還是第四天吧！意識混沌的情形消退，他清醒過來了。但卻質問我：「你為什麼要救我？」「不、不是那樣的，其實是您的家人，他們都很擔心，每天留在家裡為您吊點滴，戴氧氣罩。」「根本沒那個必要！只要看著我離開就行了。」於是，我與他再作一次溝通，也和他家人及全部親戚商量了大約一整天的時間。

長久以來我們一直有著各種的交往與接觸，最初發病但尚未動手術時，就曾在我的醫院住過一陣子，剛好是在聖誕節那天入院的，他的孫子們還一同來到病房歡渡聖誕。除了醫生本人，他全家都是天主教徒，受到家人圍繞的他卻說：「我不是什麼教友，這跟我可沒關係哦！」

這位醫生在思想上毋寧說十分地東洋化，非常溫和，而且是某大學教授級的人物。對家人疼愛有加，同時抱持著自己的生死觀。他曾對我說：「你可不能當自己是在看『病』啊！如果你不抱著在看『病人』的態度來照顧我，那我就麻煩了！」他的一席話對我日後從事的末期護理工作，激勵甚大。

到了他臨終時，我還是忍不住問了他太太：「醫師雖然說他不是什麼教友，不過夫人您有什麼打算？」她隨即反問我：「我先生還剩多少時間？」「嗯……情況好的話，大約半天左右吧！」碰巧那天是星期日。「好！我知道了。我這就打電話請神父過來。」她說。當醫師第二次陷入昏迷時神父抵達，就在病床前讓他受了洗。然後，就在當晚，他與世長辭。

三、給末期護理的建議

自一九七七年造訪聖克里斯多福療養院（見拙著《為癌症病人開拓新時代》，一九七八年）以來已過了十年，這段時間我在能力所及的範圍內潛心投入末期護理的工作。現在我常被問到一個問題，就是我國今後應該如何協助病患面對即將來臨的死亡？最後，我要提出幾項建議作為結束。

其實腦中尚未完全整理清晰，但基本上我認為就日本而言，在病人臨終前尋求宗教人士協助是有必要的。理由之一乃在於日本醫學的大幅進步；但可不能誤解「醫學進步」一辭的涵義。日本的醫學突飛猛進，差不多是從東京奧運結束後、昭和三〇年代後期至六〇年代左右，與經濟的高度成長幾乎互為表裡。那時，美國的醫學早已十分發達了。同學和學弟們常懷著要迎頭趕上的信念：「不去美國留學學不到最尖端的東西。」於是很多人負笈至美，後來載譽歸國。

然而到了今天這個時代，反而有年輕的醫生表示：「去美國學學英語可以，對醫學的精進可沒啥幫助。」由於全球資訊快速傳遞，日本醫學的技術層級已大幅提昇。

但話說回來，談到護理這部分，日本與英美一比還是令人自嘆弗如！當被人問到：「什麼是護理？」我們往往十分困惑，答不出來。但到英國療養院看看他們所做的，我決不會說那只是一種氣氛而已，而是不得不感佩：「哦！原來如此。這是光有醫學學不到的。」他們的醫院病房裡沒有點滴架，卻能做到極為完善的護理。頌達斯的文章中有這麼一句："Transfusion, Not be justified"（輸血，誰說一定好？），然而當我向癌症中心的人提及這些，卻受到嚴厲的抨擊說：「太過火了吧！英國人才搞錯了呢！」當然，我並不是認為英國人的一切都是對的；不過說實在話物質主義的情形，日本倒比英國還嚴重。

也許這就牽涉到文化論的範疇了。我是有點唯我獨尊吧！在我看來日本文化的根源存在於極具包容力的國民性，是國土蘊育如此之民族，是日本的四季造就如此之人民的。正因如此，佛教與儒教才得以傳入，然後基督教也跟著過來。日本人以自己的方式咀嚼、吸收後，建構成極具包容力的文化。

各位只要去過英國就知道，在飯店裡，一位服務生只負責某一桌客人，不會同時兼任其他客人的服務。「我只要照顧好自己的領域就好」的心態十分明確，同時這種價值標準被視為正當，且奉行不悖。

但日本就不同了。存在著「哪邊都可以嘛」的曖昧心態。這麼說來「曖昧」都是不好的嘍？其實也不盡然，這就是問題的核心。我的看法是：歐美人士對日本的期待中，有一部分即為這種「曖昧中的價值觀」。

這雖與要求每次問題都得有同一答案的「實證科學」有所矛盾，但即使是科學，也早已存在著不確定原理、相對原理等，所以位於自然科學第一線——切實的、新穎的理論，揭示所謂的「真實」即是如此。

長久以來，我們一直有「西洋」這個範本；但從今而後將不再有可供參照的依據了，一切，只能靠自己去創造。不僅如此，我們還有責任將全球人士讚許的：「嗯……原來如此！日本人說的有道理」的話，以實踐行動來闡示它的真義。

《公眾衛生》八五年八月號上刊載的論文〈區域中看死亡〉即站在此立場上寫成。不可否認就現階段而言，日本最早成立的聖隸療養院和淀川療養院都是基督教的相關機構，而療養院的發祥地在英國的確是一大要因。至於日本上述療養院，則有像原義雄、柏木哲夫這些令人敬佩的醫生貢獻著心力。

事實上的確需要有像聖隸療養院、淀川療養院等大型機構的存在，同時，在這些機構培育有志從事末期護理工作者也是當務之急。英國聖克里斯多福療養院即以此種研習單位、教育機構聞名。

常有人打電話來問：「可不可以到醫師您那兒去？」但我的地方再怎樣也只有五張床，醫生，就我一個人；雖然常有大學的醫生來支援，但就人力而言畢竟還是不夠充足。

而且我認為這並非只是醫療人員的問題。究竟想以何種方式、在哪裡渡過自己人生的最後階段？是現今每一個日本人都得重新思考的問題。因此，地方上有了各式各樣的機構：有小型醫院、也有像我那兒一樣只有幾張床的小診所。當然光靠醫生一人的力量是不夠的，但只要組成有意願的隊伍，像護士啦、義工之類的，工作就能推展了。

我把民俗學家柳田國男的話（《新編・柳田國男全集》，第五卷，一九七八年，筑摩書房發行）列入了〈公共衛生〉一文的序裡。若說長久以來日本人的精神特質乃受日本列島氣候、風土蘊育而成，即使人民的宗教信仰各有不同，其系統也已階段性地建構起來。然而令人遺憾的是，目前卻有百分之九十左右的病人都是在醫院終了一生的。這種情形究竟是好是壞？

正受到廣泛的議論。

其次，即使在討論末期護理時，也不能將「末期」從人類整個生涯中切割開來單獨思考。就像若問什麼是對癌症病人的整體醫療？我會回答現今所投入的基礎護理運動，傾我一生能預防的就必須預防，能早期發現的就非早期發現不可，唯有如此，才有辦法讓癌症悲劇不再發生。不過需要有遠見、能宏觀的醫師，以及有人投入支援工作才能達成這個目標。

其實說是末期護理、療養院計劃什麼的，但若老是將焦點放在最後，那再怎麼努力亦是徒勞。畢竟和癌症末期問題一樣，生與死是相連的，必須從日常生活起做好死亡準備的教育；甚至，如果有可能，最好去防範因癌症造成致命的後果。

預防醫學、尤其針對癌症的預測處理在現今特別重要，應建立各式詳盡的檢查計劃，提供給癌症遺傳因子濃厚的人。另外一大課題是：對危險係數有相當了解後，須研究該危險性的避免之道。

接下來談談死亡的場所。原本已有各層級的醫院，近來也增加許多認真營運的新醫院。厚生省並設有專門的委員會來考核各醫院的績效，往後考核排行榜勢必陸續登場。不過柏木醫生和原醫生表示：對癌症病患之末期護理工作最有效率的方法還是在於設立療養院，如此方能達成溫馨的護理效果。

至於我那兒，只能稱作迷你療養院，充其量不過負責一至三位病人。但地方上的小診所，或具備二十至五十床左右的小型地區醫院，則都可作為人們的家庭延長線。這絕對有其必要。特別在都市裡，房屋狹小，又有各種限制，兒子媳婦們為了出外工作營生，只好將老人留置鄉下老家，反而提高了老人的自殺率。依照統計數字來看，鄉下地方人口疏離、精神無靠的現象明顯偏高。

另外，老人特別看護院以及厚生省提倡的保健福利設施亦有其必要。

第四點是在家死亡時的護理。很遺憾日本的家庭護理組織仍不健全，推行起來相當困難，不過近來從東京近郊開始延伸到其他地區，都有以醫院為中心的家庭護理組織陸續成立。所以我認為醫療活動不應只限定在某個地方，而有必要建立起區域合作的提攜組織。

再談談投入末期護理工作的人。目前為止從事此工作的人不外乎醫生、護士、保健婦，到最近也有社工員及臨床心理師加入這個行列；然而宗教界人士卻仍不得其門而入。先前曾提過，就我個人的體驗來看，即使原本完全與宗教無緣的人，隨著死亡腳步的逼近，也會開始尋求宗教力量的支持。因此我認為並不需要去談狹義的宗教派別，只要能讓病患對死後懷有希望，任何人都期待他來參加末期護理的工作。

關懷死者親屬也是必須的，這可說是對他們的一種悲憫吧！同時，對面臨死亡的人本身來說，提供其家屬支持與協助也是對病人的心靈慰藉，重要性自不待言。當然，要推動這些，首先必須提倡當地居民及義工的參與才行。

安穩的
療養院大樓
又是一年……

我覺得從事宗教活動的人，長久以來都封閉在狹隘的自我世界中。就像死亡準備教育應普及至一般大眾一樣，希望宗教界人士亦多加入末期醫療的行列。這是我衷心的呼籲。此外，剛才也介紹過，既然並不違憲，所以我期待他們能儘量前去探望正接受末期護理的病患。當然，最好是在與臨床醫師攜手合作下進行。或許有點強人所難吧！不過如果可以，還是希望他們不論三更半夜、多麼寒冷、或病人臨終之際都能前來，這將令人倍感欣慰。像我自己有時還是會半夜出診，或陪伴病人走完最後的旅程。

猶記得幾年前的某個冬天，剛好東京大雪連連，有位末期病人在家療養，每天，我往返於雪地裡，才深深體會到下雪的日子出診有多麼辛苦！

另外務必向死者家屬表達你的哀悼與安慰。這在歐美已頗有成效了，我希望日本能研究出適合自己的方式。

一般來說，我們「相信死後還有生命」，但看了邱布勒・羅絲的文章發現他用「我們知道死後的生命」來表現。平凡的我們可能無法完全領略其中奧妙，但長年致力於末期護理工作的邱布勒・羅絲有此發言，我想必定意義深長。

最近，國際間興起了跨學科學會。所謂的「跨個人」、「超個人」，即顯示超越了長久以來大家所重視的個體，人在更為根本、更基層處擁有彼此共通的部分，也就是超越了民俗或民俗相關的領域。從歷史來看，我們一般會認為日本較歐美更具有這種跨個人的傳統；然而只要仔細想想就會明白：西洋代表物質文明、日本代表精神文明的論點，其實是日本人一廂情願的偏見。西洋之所以能發展出物質科學，是因為有基督教作為精神後盾之故。

如今已到了國際化時代，不能再把持著民俗的偏見，而應認同「人類只有一種，地球只有一個」的觀念。東京，就整個地球而言，只是小小的一個點，只是我們居住的一個小小的診療圈。但既然生活在這裡，該如何思考、推展末期護理，是我本身的一大課題；想必各位也有自己的看法以及責任吧！在人類史上這二十世紀末，如何支持、協助人們去面對死亡，是我們必須一同迎接的挑戰。

（鈴木內科醫院院長）

矢內伸夫
村上德和

宗教對醫療之重要性

——臨床醫師與宗教家的嘗試

一、臨床現場

臨床宗教士

今天我先要談的是「宗教對醫療的重要性」一題，兼以介紹平時在醫院的工作內容。

現在我擔任著矢內院長賦予我的職稱——臨床宗教士——的工作，其實就是醫療社工員。

本院共有六名社工員，我是其中之一。社工員主要接受家庭內之經濟、人際關係等問題的諮商。

談到社工員的工作，首先就是"Intake"，翻譯過來就是「初次會面」。一有新病人入院，我們的社工員就要在醫生診斷前先與他們會面，詢問來此的原因、罹患的症狀，並以病人本人為中心，一一去了解家庭成員；若有親屬陪同前來，還必須探究他們對病人的態度，並記錄在病歷表上。接下來就進入醫生診治的範圍了。作了初次會面的病患，往後就是該社工員負責的對象。所謂醫療社工員即運用技術在醫療保健領域中實行社會工作的人。醫療社工員運用專業技術參與醫療行列，同時與地方人士合作，致力於達成醫療效能與福利。主要工作在疾病的預防、治療，或解決病患及其家屬在回歸社會時所遭遇的心理、社會、經濟方面的阻礙，可說是協助個人與集團的工作。同理，臨床宗教士則是以其宗教為骨幹，提供社會的、心理問題之解決與援助。

其他的工作項目有一週二次的住院短期護理。今年秋天，短期護理工作就已邁入第四個年頭，在託壽館，分為外來短期護理和住院短期護理兩種方式。外來短期護理顧名思義是提供病人往返式的服務；而住院短期護理則是以住院病人為對象，一次集合二、三十人到病房中實施。住院短期護理進行的時間是早上十點至十一點的一小時，一次的內容包括開始時的點名、簡單的體操，能站的人請他站著，不能的就坐在輪椅上。體操後是歌唱，主要唱些民謠、童謠或懷念老歌，歌詞事先寫好，指導著一路唱下去。曲目也先準備個幾首，定期變換讓病人不致唱膩。接下來玩些簡單的遊戲，像擲圈圈、扔彈珠啦，都不是什麼難的遊戲。除了遊戲外，遇到節慶時，如女兒節可做做女娃兒的玩偶，撒豆節時就做做福面具或鬼面具等等。我所負責的如春、秋分期間、盂蘭盆節、聖誕節等等與宗教有關的節慶，都會儘可能多說明其典故由來。

與病患的對話

其次要談的是我們的一項嘗試，即在院內懸掛佈告牌。目前，在四棟樓各掛有一個、外來診療室一個、外來短期護理室一個，總共六個。這類的佈告牌經常懸掛在寺廟或教堂前，寫著「每日一句」，因此引發掛在院內的構想。目的在於讓病人看到、讀到，也許能獲得心靈的共鳴與寄託。

至於內容，儘量不偏重特定宗教。我是淨土宗的僧侶，就特別注意不要局限在淨土宗教義上、或是佛教的訓誨，而應廣泛收錄宗教以外的言辭。原本這只是初試啼聲，並未期待太高，反而收到熱烈的回響。漸漸地，走廊上擦肩而過的病人會問我：「那是什麼意思？」或者「可以解釋更清楚些嗎？」甚至有些病人由此機緣，和我愈聊愈多。

另外，還談到立春、文化節、耶誕節、賞花等話題。從立春談的東西，如為何要撒豆子啦、立春是季節交替時期等等，再慢慢聊得更深。

至於其他的業務內容，有我們社工員的招牌工作，像照顧外來病人、行政工作、和櫃臺工作等等。

要改建太平間時院長提議把這稱呼改成回憶室。太平間向來只作為安置遺體的場所，讓人感到陰冷的氣息，今後則要致力剔除這種印象，將它改造成亡者與家屬面對面的地方，或佈置成家人們可細數故人點滴的良所，並準備好沙發之類的設備。

寫著「回憶室」字樣的左邊有一個標幟，這標幟在本院救護車的門上也有，是新建醫院的標幟。設計此標幟的人正是院長，他的理念是：本院的基本宗旨在支撐人類的痛苦，以傳教觀點來看，就是要克服人生的生、老、病、死四苦。它便是在如此理念下設計出來的。大體而言，取南小倉醫院開頭字母Ｍ之造型，也有分割生老病死四苦的意思。正中央寫的是ＣＨ，即表示Community Hospital Health. Home Care的意義，也就是說本院以達成社區醫院、社區醫療為目標。

和病人的晤談通常從下午開始，我特別留心在與病人交談時的視線高度要與之等齊或略低，以免帶給對方壓迫感。有時談話內容難免涉及隱私，所以儘可能維持二人單獨談話。雙人病房或四人病房時，病人可能不願讓他人聽見談話內容，此時若病人能走動，就稍為請他到庭院去談；若為行動不便或臥病在床者，不妨拉起簾幕，使第三者不易進入範圍內再談較好。

至於時間，我都儘量安排在下午而非上午。早晨是一天的開始，一般來說心情較開朗，病患也少有不安與苦惱的情形發生。到了下午，護士們較有時間從容工作，也不像早上那麼混亂嘈雜，於是可利用這段時間沈穩地談話。另外，特別注意儘早與所負責的病人熟稔起來，並製造容易打開話匣子的情境。舉例來說，在走廊上碰面時不要只打個招呼就擦身而過，只要時間許可，不妨就地多聊兩句。藉著與病人不斷地接觸使他們對我敞開心房。

此外，矢內院長經常告訴我：與病人談話時的重點並非用耳聽，而是多用眼睛傾聽。老人家常五分鐘內一句話重覆個五六次，不然就是語焉不詳，弄不清他在說什麼。然而，聽不懂就聽不懂沒關係，重要是去附和他、顯示自己認真在聽的樣子。溫柔的眼神、附和的表現，有助於建立起對方對你的信任，讓他感受到被傾聽的安慰。同時，病人在敘述過程中會意識到自己的壓力與平日的不安情緒，我們透過觀察更能營造適當情境讓病人傾吐心中苦惱。

與病人都談些什麼呢？記得剛就任時，矢內院長曾指示，雖然我身為淨土宗僧侶，但不應局限於特定宗教的教義，而須以佛教根本道理及觀念為骨架廣泛地談。我個人認為，過去寺廟以地方、村落為中心存在，僧侶居於領導地位，因此村民一有問題，首先就去該村的寺廟找和尚商量。但那種關係已日漸淡薄，現在只有在喪禮啦、法事啦、春、秋分或盂蘭盆節時才會想到寺廟。也就是說寺廟與一般大眾的距離已漸行漸遠了。基於此，我更不願繼續悶在寺廟內，而要走向醫院這個社會，像過去那樣扮演人們商量、傾吐的對象。

接下來要介紹與病人晤談的具體事例。

宗教家

首先，是一位叫作N・S的六十一歲女性，慢性腎衰竭，自昭和四十八年開始做人工洗腎，一直到五十四年間都往返於本院，病情惡化到了五十四年後就住院接受治療了。至今都住在院內做人工洗腎，除了中途曾因白內障手術二度轉到有眼科的醫院之外，都是在本院渡過的。這位女士現在一週三次，也就是每隔一天就要做一次長達四、五小時的人工洗腎。住院期長的她易於溝通，於是我接下這個案例。當初從前輩手中接下這工作時就聽說她因長期洗腎，抵抗力盡失，且身上可供洗腎扎針之處也剩寥寥無幾，她本人亦對自己的病情有相當程度的自覺。

第一次見到她，是新人研習結束後十天左右的六月十八日，她住的是四人房，去時正蓋著棉被、躺在床上聽廣播。我稍出聲自我介紹，說明今後將由我負責照顧她。很巧，這位病人就住我家附近，於是那天好像談了些那一帶的海邊還是山脈什麼的話題。當時猶豫著，沒說出自己的僧侶身份便離開了。事後愈發覺得不安、哪裡不對勁，於是隔了一天又去探望這位病人。去了以後她對我說：「我已經洗腎洗十幾年了！全身上下有血管分佈的地方無一不插過針頭，唯一剩下的，就是這頸子，等這頸子也無處可插時，我的死期就到了。」

她還說年輕時常為丈夫傷心落淚，「我先生年輕時很自私任性，但我生病後，變得非常體貼。」而且，每週末都會來醫院接她回家團聚，似乎現在的她反而過得比較幸福。

接下她這個病人不久，就下定決心披露我淨土宗僧侶的身份。首先說明來此醫院工作的動機，並將釋迦牟尼對人生存疑、離家為僧修行的來龍去脈一一告訴她。沒想到她大感興趣！往後只要去醫院，都會要求我談些佛教的思想。現在每週為她講述一次佛教的典故、釋迦牟尼的故事，也找些與宗教無關的話題，如電影啦、相聲之類的，只要覺得對病人有所幫助即可。與她的相處過程讓我確信長期住院的病人，依舊渴望著以宗教道理為基礎的心靈支持。

復健的動機

接下來介紹的病人是一位六十六歲的男性。他在去年五月出席某個聚會時突然中風，送醫急救後仍造成右半邊麻痺的半身不遂，後來離開該醫院，來到本院做復健。病人本身擔任村長、法定監護人等職務，善於社交、個性積極，做復健也特別投入、賣力。來復健室時常提及進入本院的目的、口中重覆著：我要加緊訓練以便早日自由行動。

他右半邊不能動，所以一開始訓練用左手寫字，起初甚至連線條都畫不直，寫的字儘像蚯蚓在爬。每當我到病房去都看見他在練字，而且還拿寫好的東西給我看，說今天已經可以寫得這樣了、或大有進步了之類的，只要更拿手一些就高興的不得了！

他的病情較重，在訓練室的復健老是達不到步行階段，光拄著木杖站立就訓練了好長一段時間。復健師告訴我，即使他那麼努力、積極地練習，病情還是更加嚴重。聽說後來他常斜眼瞪視那些比他晚入院但病情較輕的人，一臉憤恨。某些特定的日子，如因洗澡、發燒、血壓高等因素不能去做復健，他就會不由自主地焦躁起來，或坐立難安、或愴然落淚。

有一個雨天，他因血壓升高又不能去做復健，剛好我去病房看他，他問：「為什麼只有我必須承受這些痛苦？」

當時我是這樣回答他的：十個人就有十種人生，一百人就有一百種生活方式，其中有人不幸，也有人幸福，有健康的人，也有為疾病所苦的人。比你健康的人固然很多；相對地，病情嚴重過你的也大有人在。所謂人比人，氣死人，不是嗎？重要的是想想自己現在該怎麼辦？認清自己究竟能做些什麼才是當務之急。

德川家康有句名言：人生如負重登高。若以他的話為例，人生就像在爬山，為能登上山頂享受暢快之感，中途就不能停頓、遙望山峰，必須一步一腳印盯著自己的足跡奮力上爬，儘管腳邊有石塊崎嶇不平，仍要小心一一越過。

之後，過了幾天我去訓練室，他主動過來告訴我，今後將不再心急，要按部就班地復健下去。如今，他早已出院回家，一星期來醫院做二次檢查和復健，現在似乎過得很好呢！

善於傾聽

以上兩個例子都是我親身接觸的病人的一部分。剛開始時我幹勁十足，卻對應該與病人談什麼毫無概念，於是乾脆別想那麼多，直接去病房找病人聊就是了。那時，腦中已有預設立場，認為病人嘛，生病住院就一定會有煩惱。沒有？那才奇怪呢！受到這種先入為主觀念的影響，驅使我非得問出個什麼才行，沒想到卻弄得自己焦慮不堪。後來我發現硬要把宗教話題拿出來談，容易引起病患的反感，甚至會無法與他們相處下去。

就在這些感受之下，過了似乎很長，又好像很短的一年。現在，我體認到對病人最有幫助的，不是漫談什麼大道理，而是一種傾聽的能力，這是第一要件。總之，所謂的善於傾聽，是懂得如何製造一種讓對方容易說出真心話的氣氛，其次，要能在病患敘述過程中找出問題的所在、個別的煩惱，然後，以宗教思想為骨幹提供意見。另外，我個人的看法是，協助病人積極面對現實是我們臨床宗教士的使命。因病長期住院、或因身體殘疾必須過著異於往日生活的人，應以何種心態面對有限的人生呢？我想，決不能與疾病妥協，消極地過一天算一天，而應思考如何有意義地渡過餘生。至於解決這些問題的方法，宗教實扮演著重要的角色。

我的談話到此結束。

（南小倉醫院臨床宗教士）

二、醫療良心

醫學、醫療、宗教

我是剛剛結束談話的村上先生的雇主，他位於服務的第一線，與病人關係密切，提供他們許多支持，也給我很大的幫助。正如他之前所說的，並不需拘泥於淨土宗或佛教領域，在我的醫院，村上先生的主管是基督徒，護士長也信基督教，他們各自懷有崇高的宗教理念，同時以自己的理念為立足點，在臨床上為我工作。

前面曾介紹過我的專業是精神醫學中的精神療法，工作內容以心理諮商為中心；另外，還在復健工作中應用此學理方法為殘障者及老人服務，本諸諮商與精神療法之專業信念，與病人及其家屬作之前他提過的、廣泛的晤談，不帶有特定宗教之意圖。如今回想起來，我所涉及的內容有許多關於佛教、或基督教領域，也就是說宗教色彩及其表現均非常多元。提到精神療法，基本上是以科學面貌呈現，但它其實是一種假設，未經實證研究。不過透過此方法的運用，有人得到幫助，因此歸功於心理諮商和精神療法。若簡單地說請僧侶來的動機在於他們講道理也具有相同的效果，可能有些誇張吧？但事實上的確是理由之一。關於這部分容我稍後再談。

我想今天蒞臨現場的人，大概多少都感受到宗教與醫療合作的必要性或相關性吧！對於各位的熱心，本人深感敬佩。

我來這兒並不是要給大家上課什麼的，只是將自己的理念做個介紹。你們之中有的人與醫療工作並無關係，也許有的人對醫療與宗教合作抱持懷疑態度。一般我們談的「科學」、「宗教」這些字眼，各種書籍上都有對它們的註解，我本身也有一套自己的看法。但若將二者混在一塊兒做同樣解釋那可就錯了！它們的本質當然是不同的。

為何不同呢？因為存在著對立概念之故。用「對立概念」這個詞或許會引起爭議吧！畢竟兩者都以人類或自然為處理對象，就此層面而言兩者並無二致，於是用這詞恐有不當之處。

然而衡量二者的尺度不同卻是事實。例如：一邊用稱重的量器來量，另一邊用長度單位來量，所得結果必然不同。不過，這是因為一開始尺度就不同的緣故。用重量單位量出的結果是以幾公斤幾公克來呈現，用長度來測量的話當然就是幾公尺幾公分了。所以即使量的是同一物體，也不能不去考慮量器本身具有的相互對立性。

特別就科學中的一支——醫學——而言，它的確是一種科學，但決不是宗教，因為我們不把宗教當醫學看待，所以產生的是醫學而非宗教，於是就這一層面而言，醫學與宗教同樣是因尺度不同而有異。今天，各位聚在這裡聽我談論醫療與宗教的問題，我想表達的是：即使用相同的規格來衡量，但用尺、寸來量，和用公分來量，其尺度、單位固然十分不同，單就所量的是同一物體這層意義而言，實際上是重複的概念。說了這麼多，也許很多人仍不了解我的意思，這只是個人的看法，請各位不必勉強贊同我的論點，甚至，心想「他在胡扯些什麼？」也沒關係。

「醫療福利」

依我個人的淺見：醫療與宗教在本質上意義相同，其差異僅有如以尺為單位來測量或以公分為單位來測量。另外，醫療與福利這樣的字眼也常被使用。但是若要將此二概念重疊在一起則非常困難，於是我索性將「醫療與福利」的「與」字省略，合併成「醫療福利」一詞。我們出版的所有書籍均使用「醫療福利」一詞。

這只是個人的看法，不過醫療與福利確實具有表裡一體的關係。如果醫療與福利可重疊，醫療與宗教或許也有交涉的部分。從一方面來看是醫療，倒過來看這就是福利，同理可證。只不過福利一詞乃行政用語，基本上是制度中心；而醫療則為實際的實踐行動，兩者雖有不同，我仍視為一體的兩面。例如用十公分單位來測量與以一百公釐來測量其結果是相同的。這是我大膽使用此語的原因。接下來，我要將各位提出的醫療與宗教之主題，用醫療良心一辭來替換使用。

治不好又死不了

論及醫療良心的問題時，就會想到先前提到的：Science。科學的萌芽，在於理解自然、向自然挑戰的動機。而為了克服疾病應運而生的，即大家所熟知的Medical Care，醫學。醫學的確進步卓著，關於這點各位應該沒有異議，但談到疾病時，可能就會歸咎於命運啦什麼的。

回頭看過去的疾病，治不好的就是絕症。隨著醫學日益發達，社會大幅進步，反而產生了許多治不好又死不了的毛病。譬如慢性病，能根治嗎？並治不好。會不會致命呢？又死不了，變得不再單純。於是慢性病近來就被掛上疑難雜症的封號。再進步些之後是「部分死亡」，像村上剛才談到的洗腎病人就是一例。大家可能都曉得，腎功能幾乎已完全喪失，使用的是人工腎臟，生命固然可維持個十至十五年，但實際情況腎臟已死，才會使用一種機械裝置來維持生命機能。

其實我也是殘障者。一隻腳裝有人工骨頭，即使外表看來是我的腳，內部卻不連接。它並非機械，而是以金屬連成。我拄著柺杖行動。所謂部分死亡即無法痊癒、長期患病，適合以「不治永患」來形容，不是病但治不好，即所謂殘障人士。隨著醫學昌明、社會發達，殘障者醫療、慢性病醫療也應運而生。

現今的醫療又稍有進步了，發展到並非慢性病、是部分死亡卻非殘障，即植物人的狀態——功能已完全廢絕仍能存活。植物人一詞各位必定耳熟能詳。另外，腦死的問題也是近來的熱門話題。有人認為其他器官功能仍在僅因腦死就判定為死亡並不妥當；而認為本應如此的是移植科的醫生。因為若得不到新器官移植只有死路一條，死後太久的器官儘管移植了也沒有用。要就要得到活的骨頭、活的角膜、活的心臟、活的腎臟！於是腦死的問題與器官移植的問題連袂受到各界議論，就目前情況看來要達成共識仍有待努力。

不過，基於它以某種形式成為現今熱門話題而言，疾病的確會隨著時代演變和醫學進步，呈現出許多亟須思考的課題。

「病人」的存在

目前為止所談的全是有關疾病的部分，但病人本身的情況究竟如何？以下就談談「病人」的存在問題。身為人的我們常談到死亡尊嚴、生命尊嚴等等，但撇開尊嚴問題，也不談生老病死，總括而言，人本來就會遭逢人生的許多苦難，尤其此時正生病的人、身有殘疾的人，不正是典型的受苦受難者的寫照嗎？過去，所謂的「醫療」，其實指的只是醫學，而不考慮病人的存在，但如今已到了地無分東西均要求「醫療良心」的時代了。這裡所談的醫療，即如前所述以醫學為根本的實用、實踐的行動。

理論上治得好、或應該治得好卻在實踐過程中讓病人痛苦萬分，就不能算是好的結果。愈深入考量對病人的實踐行動的意義，就愈能了解醫療與醫學的不同。也許一般人較難體會，我們卻可分辨的十分清楚：實踐醫療根本上需要的是醫學技術，如新藥的發明、新手術法、新工具的陸續研發等等，特別是最近已進步到電腦的運用。

但並非光靠機器或藥物就能解決問題。使用機器、服用藥物的畢竟是病人本身，說什麼「良藥苦口」都是陳腔濫調，只是一個勁兒地苦，對病人沒有任何幫助；重要的是思考改善之道。在此過程中，引發對醫療倫理、仁術等意義的探究。我們知道，醫療的實踐行動必須以符合醫療倫理為其要件。另外，仁術這個古典用語為大家所知曉，如今又重新受到提倡，原因何在？

因為仁這個字含有「心」的意思。醫療是醫學的體現，猶如仁術即以技巧或技術具體地緩和人心。輕鬆點的說法可以是醫療服務(Service)或福利機能。此時，就有了前述的病人以及看護人的存在。從事治療的人、與醫療相關的人、家屬、親友、若任職企業則包括其同事在內，都陸續加入看護人的行列。也許稱為關係人較好吧！於是，存在這兩種人之間的，即所謂生、老、病、死的問題。

生命品質

各位在閱讀復健方面的書籍時，應該常看見「四苦」一詞，同時，這也是經常被談論的話題。另外，Quality of Life可縮寫成ＱＯＬ，譯為生命品質。一般教科書稱之為生活品質，我個人認為並非泛指普通的生活品質，而是生命、生存品質。若認為這是將前面提到的「仁」、「心」等字眼用現今流行的洋派語彙來表現也沒有錯，但追究生命品質的內在意義為何時，必須考慮的就是各人的生活方式了。這對關係人來說是相當重要的問題。

該如何教病人活下去呢？光靠服藥、打針來延長壽命就叫作生命倫理嗎？或者醫學倫理必須顧及各人的人生態度，同時，身旁的人應該尊重他的生活方式？這裡就出現了兩個問題。

誠如村上先生之前說的，大多數的病人都會埋怨自己命運坎坷。這是人之常情。當我要接受截肢手術時，也曾哀嘆命途多舛，不解為何得受此苦，懷疑前世是否造了什麼孽。一邊感到不幸，另一邊感到無奈。

我們雖然不能解決無可奈何的事，卻能用更正向、積極的態度去面對問題。接受原原本本的事實，就是森田療法的基本內涵之一。接受事實——如果生病了，不去悲嘆罹病的不幸，而努力思考如何面對疾病的挑戰，勇敢活下去！這種正向接受事實的態度，也有助於精神耗弱者的治療。接受事實基本上是病人本身的問題，同時對治療者而言，接受事實也是與自然的調和。

何謂與自然調和？先前提到科學是對自然的挑戰；那麼，「理解」就是與它的調和。另外，還談到「對立概念」與「重複概念」。在重複概念中思考時，醫療與宗教都是對自然的調和，都接受原原本本的事實。

所以與自然調和是很重要的，進而，讓病人及大家了解如何與自然調和也變得重要起來。開場白時我就說過，我在做諮商或精神治療時經常涉及這個領域，如前所述調和相當於重複、相當於宗教領域，這是我內在本質堅信的。然而如何接受事實卻很困難。叫病人「面對現實活下去」比較容易，但知道是一回事，痛苦的畢竟是他自己，根本無能為力，往往又故態復萌，這很令人頭痛。「面對現實」說起來容易，有時還真是不負責任的話。

因此，若有人要我負起責任，我就為難了。但本著破釜沈舟的心，至少可以尋求旁人的協助。不一一舉出具體項目，總括言之，就是支援、支持、或說援助吧！其重要性不在話下。同時放棄宗教派別的偏好，不論何種宗教，救濟、救贖的心都相同。醫生為解救病患脫離痛苦什麼都肯做。宗教家也好、非關此類的家人也一樣，丈夫病痛時無論如何一定全力幫他。老人家難受時，小孩子也會問爺爺、奶奶怎麼了？要怎麼救他？這是人的本性。

安心・滿足・可能性的追求

我們還必須思考救贖這件事。但並非以醫學立場來考量，而是先前說的，以醫療的角度來思考。人有個別差異，具體而言並無統一答案，但讓每一個個體擁有安全感、滿足感、以及對可能性的追求則是基本方針。如何做才能安心？怎樣讓病人感到滿足？使他多擁有一些可能性的方法何在？必須一一找出答案、迎向挑戰；但並非有科學法寶就能做到。面對可能性、追求滿足、獲致安心就是我所謂的生命品質。

因此，不談什麼曖昧的「生存意義」，而要具體強調安心、滿足、可能性的追求。事實上，它們正是本院的標語。本院時時刻刻期望達成「安心、滿足、可能性的追求」之醫療、看護、照顧與復健，或成為達成此目標之社會服務。所以理所當然地，本院對僧人有此要求並將之奉為圭臬。

先前欣逢老人保健設施完成，我參加了厚生省的座談，在〈今後的醫療・福利〉一文中提出此用語，厚生省的人表示：「這詞彙可以給我們嗎？請讓我們在往後的各文章中引用您的話。」我欣然同意。不過，雖然我們以「安心、滿足、可能性的追求」為座右銘，但嚴格說來這些用語還是很抽象。究竟怎樣才能安心？如何獲致滿足，想必因人而異吧！這正是強調因應個別差異的重要原因。

三、醫療福利實況

沒有劇本的戲

我們的工作人員最需具有「病人中心」的醫療觀念。為使病人安心、滿足、追求可能性，有時候必須演戲。這也是我以精神科理論為基礎的實踐行動。理論是這樣的：以莫羅列的社會劇(Social Dramma)為思想中心，（各位可能聽過他的心理劇吧！）要求身旁的人演戲，當然病人也得演，家屬、工作人員都要參加演出。

其實這並不是什麼新鮮的話題。人們不是常說嗎？人生就像一齣沒有劇本的戲。要演，卻完全沒有劇本，所以不知會演成什麼。村上先生到病人面前和他說話，他會有何反應？完全依照反應繼續演下去，並非遵循劇本進行。今天，我對他說：不准帶稿子去！帶稿子的人不算獨當一面，帶著大綱就行了，一切得觀察對方反應進行，這就是演出。事實上他也時常提到「對方的反應」、"Reaction"等用語，那是諮商、精神療法，是講道理，不是一個人唱獨角戲。要能針對對方反應提供因應之道與協助才算是演出。另外，決不能愁眉苦臉地演，對家屬、病人、或老人都要演，藉由演戲看看你能創造出什麼來。

本院的病人（即使是老人痴呆症者）大約三個月左右就可出院，他們住院的平均天數是一百零五至一百一十。為何能出院呢？許多人大惑不解。固然有些轉入別家醫院、有的住進老人院，仍達到百分之七十回歸家庭生活的成效！我們強調的，就是家庭接回病人的原因。

首先，村上不在時是我去講道理。我對家屬說：老爺爺在世的日子不長了！以前的人不是說嗎？人死了，衣服是不能給墳墓穿的，何不趁他活著時讓他穿呢？想吃什麼就給他多吃些吧！另外，凡事只要還來得及就儘量為他多做一點吧！有一天老爺爺死時，你們會覺得：太好了！自己已經盡全力了！該做的事沒有留下遺憾。還有，別讓他死在醫院裡，讓他回去死在家中的榻榻米上。或者，來醫院看他時，每次帶一樣他喜歡的東西。再不然，來看老奶奶時，記得用湯匙多餵她吃一、兩口，什麼地方弄髒了，好好幫她擦拭乾淨。來的時候順便把孩子也帶來吧！見到孫子們，爺爺奶奶們會不會嘮嘮叨叨我是不知道啦；但身旁有自己的孩子和孫子，會特別感受自己存在於世的意義吧！同時，當老人家臥病在床時，請子女、孫輩們配合演出，讓他享受一下有人握他的手、為他擦臉的幸福。

我並沒叫你們一定得真心誠意，只是演戲！只要把樣子裝出來就行了！一出房門，吐舌頭、做鬼臉也罷，急忙衝去洗手也無所謂，要怎樣做是你的自由，反正就是演、演、演。但是，從沒有人真的這樣敷衍，沒有人衝去洗手。不知不覺地，大家都全心全意在照顧爺爺和奶奶。不管以前他說過你什麼壞話，現在，只是一個勁兒地握住他的手，為他擦拭臉龐，問他想吃什麼？今天誰誰誰又一起來看你了哦之類的。

我並沒有教他們要這樣說，要那樣做，自然而然地，樣子就出來了。我問候：「怎麼樣啦？」「託您的福，爺爺的病好多了！」我們看來可能並無好轉；家人們覺得有起色，是因為他們的眼神改變了。看到老人家病情好轉，作媳婦的會想，無論如何都要把婆婆接回家照顧，或是：再辛苦一下吧！雖然房子小了點也沒關係。對於我「請帶他回家」、「辦出院吧」的要求，他們是以上述方式真誠地回應。不敢說全部的例子都成功了，但總有個六成的打擊率。其中，有的病人實在沒辦法出院，像這種情形，我就會要求他們儘可能來會面，探病時，把孩子們一塊帶來。

現在，我們的醫院裡設有漫畫文庫。醫院裡為何要有漫畫呢？當孫子們不想來爺爺、奶奶這兒時，請父母對他們說：去醫院有漫畫看哦！然後，把孩子帶過來。先給小朋友看漫畫，看完了進入病房說：「媽媽，回家啦！」此時爺爺就會看見孫子長高了！這不是很好嗎？總之，就是演。雖然我說：做做樣子嘛！但家屬的表現絕對超出我所提供的劇本，他們誠心、專注地投入。也有人原本給社工的回答是：我不會演；但時候一到，仍輪番上場。

我從不因為自己是精神醫師才這麼做，或認為不是僧侶就做不到。是什麼身份毫無關係，因為這些都是理所當然的事。既然理應如此，為何做不到呢？沒問題的！老爺爺對你期望很高哦！我卯足力氣替他戴高帽子，強調身旁的人基本上都必須參與演出。另外，雖非明確的服務規定，我仍要求院內職員貫徹這個信念。社工們的工作在這方面特別意義顯著不是嗎？

醫療人員即演員

旁人的表現能引發病患本身的共鳴。正如前面村上先生提到他處理的案例——人工洗腎的老太太，以及半身麻痺、無技可施、焦慮挫折的復健病患。村上的演出是告訴他：不可著急。病人聽了他的話，不再急躁，按部就班地復健。其實，病人自己也配合了這項演出，而且因為他有所領悟才做得下去。村上先生的工作可說是激發病人的動力。本院的職員，特別在復健課裡，社工人員加上理學療法師、復健師合計約二十人，我常對他們說：在這個工作領域裡，你們是病患的領航員，而我是你們的領航員，如何推動你們進行工作是我的責任。我身有殘疾，年紀又大了，加上忙，實在無法一一照料病患。也可說是醫生孕育新生兒吧！你們的角色就是演員，若要病人做什麼，怎麼做，首先，要讓對方興起想做的意願。

在復健領域常出現動機(Motivation)一辭。我們會說：那個病人缺乏動機。但他天生就沒有動機嗎?因為你們沒有激發他的動機所以他才沒有。錯不在病人，是你們不好……。這是我的理論，因此理學療法師和復健師經常挨罵。至於引發動機的方法何在?醫療人員的角色不可或缺；但光有引發人存在並去引發其動機仍做得不夠，還必須演出，具備想創造些什麼的精神。要我寫英文就有點怯步了，creation是重要的。針對個人需求創造些什麼是我堅持提倡的理念，站在此立場上思考生、老、病、死的課題，正是醫療最需要的良心。

老人醫療的特性

接下來順便談談老人醫療的特性。本院並非老人醫院，而是一般醫院。有時會因工作人員從事復健居多，或因院內具有這些設備就被認為是復健醫院。雖然偶爾有年輕人來，但再怎樣仍以老人做復健的比例居高。

老人具有相當特性。什麼特性呢？是馬上要面臨生老病死的問題，尤其是死亡。疾病亦連接著死亡，沒有人比年長者更迫近這個關卡。老人可能擁有輝煌的過去，事實上的確是他的過去造就了現在的他，如同這家人因為有這樣的爺爺、奶奶，才會有現在的家庭，於是過去理應視為人生的成就。

老人的特徵即自豪、沈湎於過去，這正是與年輕人最大的隔閡之處。年輕人的想法是：時代既已不同，那些老掉牙的事就甭提了！或是：拜託，我懂了、我懂了啦！但老人就是靠這些自尊自負才活得下去。要說醫療應如何支持老人的自負自尊，聽來或許有些過當，不過說實在話，支持的方式，對老人而言真的有其必要。

老人從年輕時的自己延伸而來，覺得其實寶刀未老，什麼都難不倒他；現在卻因生病，變得毫無用處。於是喪失自尊，痛恨年華老去。有的人憾恨自己的病痛，怨嘆如果沒生病今天就不會是這個下場等等，可說是逃避、消極的表現。因此，老人背負著這種意識生存著，決非年輕人所想的只是單純的勞苦。老人的特徵是負載著苦楚。

晚霞人生・河口的存在

從醫療的角度來看，可以把老人比喻成晚霞人生。這邊是大海，對面有山，太陽已漸西沈。我強調這夕陽人生、河口人生，醫院的方針也經常性地意識著河口的存在意義，這是我的一貫主張。漁人常說：聚集在河口的魚不健康。當魚兒一生病、或年紀大了，就會漸漸回歸河口。此外，所謂河口，有時流入淡水，有時流入海水，就這樣進進出出，去去來來。

對老人而言，醫院無論盡多少力去治療，能真正治好的也只有一小部分。就算再努力，根本上仍無法痊癒。為什麼？因為來的時候已是老化之軀了，當然治不好。所以針對年老病人所進行的不是治療性的醫療，應該是先前所說的，追求安心、滿足、可能性的醫療。此時，醫院必須具備河口的功能，因為這些弱勢者會聚集而來，之後，並隨著潮起潮落來來去去。住進醫院、然後出院（有的人回到家庭，有的去了老人院），病情加重時又回到醫院，就像旋轉門，來了又去、去了又來。最後，回歸深海，或說遠方吧！即前赴西方淨土。因此，照顧老人的醫療服務必須常保河口的思想、晚霞的觀念。這就是自然。不知各位的看法如何？

我反對那種如築堤分隔淡水、海水的醫院及老人院，因為我討厭那種認為只要把老人、病人扔進老人院、醫院就天下太平的想法。

之前曾提到回憶館這個名字，它與太平間一門相隔，室內備有會客設備，牆壁一隅掛有寫著「回憶」的扁額。回憶館以橘色系為主色調，包括橘、粉紅、白色與黃色。有人看了這背景問道：「醫生，這是從恆河的夕陽得來的靈感吧！」的確，恆河的夕陽曾縈繞在我的腦海中揮之不去；無法把恆河搬過來，但可以想辦法呈現那夕陽輝映之美，於是，以白、黃、少許的灰、以及雲彩的顏色為基調構成這房間。地板全部用橘色系，邊框加入茶色。我暗自得意，覺得它的顏色看來好似泥土。恰巧一位信仰虔誠的朋友從印度帶回真的菩提樹送給我，叫我種在院內，所以我這兒有真的菩提樹。也許這麼說顯得有些矯情，但事實上我的理想就是剛才提出的，要演出晚霞人生、河口論。同時，我認為這也正是老人醫療的特性。

對「療養院」的疑問

接下來要談的東西可能有些唐突，若冒犯到各位，我在此先行致歉。我呢，對「老人醫院」一詞十分反感。但若說到反感，我更討厭「療養院」一辭。怎麼說呢？全是老人聚集的醫療機構，不是和「捨姥山」（注：把老人帶到山上遺棄）的理論如出一轍嗎？如果「療養院」的定義就是把快踏進墳墓的人集合在一起，那麼我也反對「療養院」。只要是人，任誰都得經歷生、老、病、死，進醫院的人沒有健健康康，活蹦亂跳的。人們病了、老了、然後自然而然地死去。迎接死亡時，身旁可以有健康的人，年輕人在也好。就我們醫療人員的立場而言，若病人是在這種情況下迎接死亡，那怕只多一秒也好，我們必會盡全力延長他的生命。這是非常重要的，不是嗎？此外，不做無謂的治療與處理，心力放在看護病人才是療養院真正的功能。本院可說充份具備這種功能，我們決非一般人所認知的療養院。

先前提到的回憶館就具備療養院的功能。回憶館這名字即以細數回憶為主題而取，以病人為中心，設有會客設備。現今建造中的老人保健中心都備有家屬留宿房。這決非打著讓家屬住宿以賺取房租的如意算盤，而是替即將離開人世的病人設想，讓家人趁著他在世時一起生活，把握最後一點相聚的時光。家屬留宿房列入計劃是有此原委的。

其實那裡並無什麼特別之處，只是一個空房間。沙發是有的，當家屬來探病時，就把病人連同病床一塊兒移至那個房間，使他們便於相聚。那麼，在裡面做些什麼呢？設計回憶館的目的在於讓家屬與老人能心靈交流。雖然它在我的定義中是療養院應具備的功能，但一般人往往會把療養院誤解為等死的地方，所以我把名稱改成家庭宿舍或留宿室以杜絕這種先入為主的偏見。

不過，我完全無意在自己的醫院設立獨立療養院。看到同病房的人死了，病人會想，也許下一個就輪到我了。一般來說，同病房有人將臨終時通常不會使用大病房，而是移到單人房內，所以當有人一去不復返，旁邊的人自然會知道他死了。看到同病房的人死了，替他覺得可憐，同時懂得慶幸自己還活著，這就是一種正面接受人生生、老、病、死的健康態度。

老人醫療因其特性必須具備多樣化的功能，除了老人以外，家屬、醫療人員也同時需要這些多元的工作陣容或設備。

重裝備醫療

因此，老人醫院如前所述，可不是把老人放進醫院就能交差了事，也不是光靠一、兩位內科或精神科醫師就足夠的。處理老人問題，是裝備繁重的工作。由於我同意把老人「半途」（請恕我這麼說）接收至本院，才使本院的醫療服務項目增至七個，而且今後還必須建造手術房。怎麼一回事呢？老人容易骨折，發生意外時要趕忙用救護車送去遠處的醫院或拜託認識的人照顧。有時在那裡受了委屈，便要求我們快去接他回來，這樣地舟車勞動令我於心不忍。想想還是在自己視線所及範圍內讓專一人員負責較好。老人不小心骨折，動過手術後仍能由自己的醫療人員來照料，老人醫療之名才算當之無愧。基於這個信念，本院醫療服務已增至七個項目了。想想老人醫療還真是重裝備工作呢！另外，先前我也提到老人保健設施，這一次老人保健法已通過老人保健設施的項目了。我是首先體認到它的重要性而提出的人，五〇年代起就一直為此案的立法奔走努力。

此外，在那之前推行老人日間護理，算是日本的第一先鋒。當初因深覺其重要性才著手這項服務。我自稱為所謂的領航員，今後還期許有更多創新的服務。不過話說回來，儘管老人日間護理、老人保健設施、醫院有各式各樣的設備，若無法發揮較彈性、獨特的功能，我們所認知的老人服務就不夠完善。

我們現今的工作決不輕鬆。這些雖算不上是人生之苦，運作起來確實有其辛苦之處。至今仍能不氣餒地持續下去，是因我們懷抱著夢想，所以對於那些勞苦，我一點兒也不以為意。

就我個人而言，從事這項服務是基於樂趣（用「樂趣」一詞可能有些奇怪）。現在，我最大的樂趣就是做些和老人有關的事。我樂在思考如何把老人送往另一世界對他們而言才是好的？樂在為老人建立保健設施，同時，本院職員們似乎也相當樂在工作，託他們的福，我不怎麼辛苦。

家庭餐廳

特別在思考老人問題或疾病問題時，容易感染陰沈的心情。其實，愁眉苦臉都是不必要的。想想「總會有辦法的」、「那也是無可奈何」，只要絞盡腦汁、努力去做，沒什麼辦不到。在此信念下，我們想出了「家庭餐廳」的點子。媒體也時常報導家庭餐廳的訊息，但它如此風行的魅力何在？也許它不是高級餐廳，大人小孩卻都愛去，可說老少咸宜。小孩要吃冰淇淋，大人想喝啤酒。我餓了！來客咖哩飯。有的人點的是蕎麥麵。提供最多樣化之食品選擇的非家庭餐廳莫屬！想吃美味鰻魚時可以上鰻魚專賣店，不過去了那裡也只有鰻魚可吃。社會上固然必須有那種專門性質的醫療機構存在；然而，像家庭餐廳一樣，提供多種選擇性的菜單也絕對必要。其中，僧侶就是菜色之一。近來有人要求務必請僧侶幫忙，於是我就找了他們，這就好比家庭餐廳可上一杯咖啡，我的醫院則推出僧侶，差別就在這裡。

其實重點在於「服務」。我想各位無論在福利機構或醫療領域都時常用到「服務」一詞，我們這裡也用得頻繁。但我不認為只要單純地付諸行動就叫服務，服務其實是一種計劃，也許用菜單一詞較適合呢！提供各種菜色，只要有人想吃，點了、我們一定做得出來。這就是所謂的家庭餐廳、就是菜單。因此，我對「服務」的定義與一般人不同。

四、醫療人員問題

社工人員醫院

所謂醫療人員除了醫師外，還有護士、檢驗師、藥劑師等，一般稱為輔助醫務人員(Paramedical)。近來甚至有人強調乍看與醫療無直接關係的這些人員在達成醫療目標時又缺他不可。前面也曾提到，本院全職社工人員原有六人，四月份起又增加一人，所以目前已提升至七人，但說得極端一點仍然不夠，社工人員不到十人根本是辦不了什麼事的。人們都說本院是社工人員醫院，沒錯，我也這麼認為。

今天蒞臨的來賓當中，一定也有人是從事社會工作的，社工人員的工作對日後的醫療發展已漸趨重要。目前醫院裡的社工人員基本上是不算分數的，有人說：這真是糟蹋了！但我認為社工人員的工作是醫院工作計劃的一部分，算不算分數其實又有何關係？甚至，算了分數才有問題，我本身就反對算分數。即使如此，社工人員身為服務計劃中的一支，其重要性仍不容忽視。

本院有復健課這個部門，安排二十名左右的實習生在其中，他們看似吊兒啷噹、鎮日閒晃，卻是推動整個醫院運作的原動力。事實上，今後該如何活用這些社工人員才是服務的根本方針，然而回顧過去，將社工人員或社會醫療事業以某種形式安排進醫院的例子卻無一成功，為何失敗呢？說穿了想當然爾。偌大的醫院裡安排一、兩個人不知道該幹什麼，一份報紙從早到晚都翻爛了，要不然就杵在那兒抽煙。那怎麼行！本院的態度是，既然要聘用就馬上行動，讓大家都能感受到社工人員的存在。

但光靠社工人員還是不夠，本院P・T (Pysical Therapist) 和O・T (Occupational Therapist)也是復健課的成員，替病人換尿布，協助他們入浴，或推著輪椅上的病人活動。訓練時社工們會一齊參與；同時，P・T和O・T負責傾聽病人的種種煩惱，並照顧他們的生活起居。在這些工作過程中若不編制一獨立職位是不行的，所有將社工歸在看護課、醫事課、事務所或醫務局的例子全告失敗。

只有一個人也絕對行不通，個人的力量是很薄弱的。護士們——若出言不遜請多包涵——對所屬部門的工作實在是盡心盡力得沒話說，不過他們討厭旁人多管閒事，弄得自己的工作份量愈來愈多。他們常嚷嚷：「啊～忙死了！忙死了！」真是特殊人種。有社工人員加入時他們會說：「到那邊去！」決不會邀請他一同工作。然而隨著社工人員的增加，紛紛強調自身的存在，不知不覺間，他們也變成護士群中的一份子了。猛然發現他們是常在身邊幫上幫下的重要人物，表面上只居協助地位，其實什麼都一手包辦，甚至被要求做著護士們看來算女傭等級的工作！但正因為參與這些工作，拉進與病人間的距離，社工人員在醫院中遂凸顯了重要性，並成為一大力量。

任用社工人員至今已近十年，問護士「社工人員是什麼？」只回答：「什麼都不懂，只知一味埋頭苦幹的人。」可是社工一不在，又會「他上哪兒去啦」地找人。「找他們做什麼？」「想叫他打電話給病人家屬。」我心裡嘀咕：你自己打不就得了。但換個角度想，這代表社工已受到相當程度的信賴和充分的活用了。因此，全員出擊是一大特徵，若非如此，無法凸顯出社工人員的重要性。

「臨床宗教士」招牌

最後要談談將社工人員取名為「臨床宗教士」的理由。許多在醫院工作的人、社工、或其他領域的工作者，本身是僧侶或信仰某宗教，許多醫生也有自己的信仰。不過，他們都把工作與信仰劃分得很清楚，兩者混在一起必會引發問題。同時，還有一件重要的事，當他們的面說或許有些不妥吧！但賦予這些社工人員「臨床宗教士」的職稱，宛如一個招牌似地，他們就有某些職責在身。別誤以為他們是一廂情願將刻了字的招牌掛上，在一旁暗自欣喜。事實上，他們時常去找病人談話；這並非自鳴得意，而是藉此行動驗證其身份、職稱的意義。

我還是覺得取了「臨床宗教士」這個看似難以理解的名詞並沒有錯。但這可不保障僧侶或有信仰的人，在任何地方只要打出臨床宗教士的名號皆可受到認同，因為不僅護士，幾乎所有的人都不喜歡他們，對他們的言行極為排斥，所以不可貿然行事。雖然看似累贅，以下還是針對「基礎」問題的重要性附帶做些說明。

脫掉制服

醫院裡有人病逝或進行特別儀式時，僧人通常會穿著僧服出席。或許是因為當事人覺得扮演什麼角色就應該稱職吧！然而，我卻認為若不作如此穿著就無法顯示其僧侶身分的話是不行的。談到制服問題就讓我想到七年前本院的醫生、護士們曾脫下白制服過。基本上是為凸顯本院的主體性和專業性而進行的教育活動，我本人也加以配合，四年之間均著便服上下班。要我穿便服不成問題，護士們就為難了。因為制服是特定的，就像百貨公司的店員一樣也有制服，一旦脫下，教人難辨究竟是助理護士？正式護士？還是護士長？所以常被入院的人問：「妳是誰？」較年長的病人還說：「妳是清潔婦嗎？」或者「妳是行政人員？」之類的。拿著針筒過去時，竟還受到「妳沒問題？妳可以嗎？」的質疑。

但是，若因沒穿制服就顯現不出「我是護士」的氣質，那也別想我會承認妳們的身份。相同的話也對醫生說過。新進醫生穿著白衣、掛著聽筒，顯現一副我是醫生的樣子。我卻常訓誡他們：這樣算得上醫生嗎？只有外表、服裝上像醫生，不過是園遊會和化妝遊行！若真是醫生，儘管沒有聽筒、不穿白衣，也得有本事讓人感受到：啊！他不愧是醫生。大家要好好努力，直到達成這個境界。就這樣，前後實行了四年。

但當時曾經遭到來自護士們的反抗，表示這樣的話她們要罷工。人在屋簷下，不得不低頭，我只好讓白衣制服敗部復活。不過，對臨床宗教士也是這麼說：穿著袈裟參加化妝遊行，大家都會認同他的僧侶身份，不作如此打扮也能讓人感到那人的確有些與眾不同……哦！原來是僧侶啊！才是應當努力的目標。如果不臻此境界，你就稱不上專業人士，那麼，就給我忍耐著那微薄的薪水到達成為止吧！

就此意義而言，我對工作的要求是很嚴厲的。雖嚴，但只要扮演好自己的角色，別人就會認可你的表現。如果只做表面工夫，有朝一日終會原形畢露，屆時人們將不再信任你。這正是我要強調之處。今天受邀來此，談得恐怕不很深入，可能舌鋒毒辣了些，但若能將我想法之一二提供給各位參考，則覺得十分榮幸。

（南小倉醫院院長）

佛教福利與末期護理

——以毘訶羅構想為中心

田宮仁

前言

前不久我才動了自然氣胸的手術，如果可以，我要用它作為今天演講還沒完全準備好的藉口。稍後談的東西很可能會多處重覆、雜亂無章，甚至讓各位聽得一頭霧水！以下，就將我想到的做一個介紹。

今天的題目是「佛教福利與末期護理——以毘訶羅構想為中心」。我個人對本會的「醫療與宗教」這個「與」字覺得頗值得商榷，另外要提出「佛教福利」一詞，這詞彙尚未取得市民權，對大家來說可能相當陌生，恐怕還會有人狐疑：那是什麼意思？

在思考「醫療與宗教」、「佛教福利」時，我認為根本上牽涉到「科學」與「宗教」的問題。個人對佛教福利中的末期護理特別關心，亦是「毘訶羅」的提倡者。事實上我原本學的就是宗教學，對它深感興趣；但又困惑若只是有興趣，那麼自己的定位何在？後來，開始鑽研佛教，不過漸漸發現在研究所學習的佛理太過艱深，懷疑那些學問是否真能因應一般大眾的需求？我在思考有沒有一種儘可能給予老年人或我們周遭人們幫助的佛教呢？於是進而投身社會福利工作的領域，並發展成今天的佛教福利。

醫療與宗教的問題，也可說是自然科學（我不清楚是自然科學還是應用科學）的醫療、醫學與宗教的問題；而談到福利，的確可說是社會科學與宗教的問題。但後來我發現這種想法並不適用於日本，原因在於宗教與科學最初起源於科學(Science)的誕生地——歐洲，之後，才擴大發展範圍。所以歐洲所談的宗教，再怎麼說都是基督教文化圈的產物。

那麼，佛教圈以至儒教文化圈是否依照向來的模式即可解決問題呢？這恐怕就是「醫療與宗教研討會」要用「與」這個字的原因所在——即必須將二者分開思考、解決吧！我認為有必要重新檢視向來提及的「宗教世界」，與另一個佛教、儒教文化圈的宗教本質及內含的不同才行。關於那部分，請參閱拙著《佛教福利學的系統化》（《佛教大學佛教事業研究所年報》第三號，一九八六年），裡面有個人的一些看法。

一、「佛教福利」與佛教重建

我想從「佛教福利」一詞進入主題。有個名為「日本佛教社會福利學會」的團體，列居日本學術會議之林，創立至今已屆二十二年。該學會常使用「佛教社會事業」、「佛教社會福利」、以及「佛教福利」等詞彙。但何謂「佛教社會事業」？至今仍無明確定義。特別是冠上「社會」一詞，如「社會福利」，以及含有"Social"字眼的例子，意見格外分歧。主要有兩大立場。一是以社會科學立場、範疇來掌握此問題者；另一是以佛教思想來處理社會福利所涉及之問題者。但兩者均無法超越目前階段，因此一部分的社會科學學者批判：佛教社會福利的領域恐怕難以建立。

然而卻有佛教界人士提出一項理論，表示日本從聖德太子的時代以來就有佛教福利了。我個人認為，只要還局限在過去所認知的宗教與科學世界，那麼再怎麼談也都只是抬槓而已。在這個時候需要的是形式的轉換，甚至這正是時代的要求。這種研討會的成立就是一項體現。另外，末期護理的問題也已浮上枱面，受到媒體的矚目和大眾的關心。我想，這就是潮流從量演變至質的表示吧！同時亦可把它當作近來流行的新科學浪潮之一來處理，不過並非因認為近代科學已窮途末路才興起此種想法，而是學理發展至開花結果後，轉而面向東洋的內涵與價值觀的問題。

因此在評價新科學(New Science)時，儘管有人解釋因為科學已走到盡頭東洋思潮才代之而起，我卻不以為然。因為漠視一個時代、社會的流變及背景，宗教運動及發展只會淪為空泛而自以為是的運作。進而言之，若缺乏百姓、大眾的支持，有內涵的宗教活動根本無法成立。這是個人的一點看法。

日本的傳統佛教一般分為聖道門與淨土門，其中還細分為許多宗派。我想很多人都會不解，信奉的既然都是釋迦牟尼的教誨，何必還分那麼多派別呢？要這些分門別類的宗派整合起來做點事是極困難的。日本歷史上，特別是文明開化、明治維新、第二次世界大戰這些所謂國家危急存亡之秋，都曾有以某種形式將佛教統一的嘗試，但都失敗了。理念先行產生，宗派意識超前，反而沒有付諸任何行動。例如二次大戰後，GHQ的主導，也是英國佛教會的創始人克里斯莫斯・漢弗列斯因遠東審判來到日本，帶著十二原理企圖統一日本的佛教，倡言日本佛教與日本重建極有關係，若想重建日本必先從統一佛教著手。但在極短的時間內就宣告失敗了。從這件事讓我體認到：意識形態若已領先在前，要有實際行動似乎難上加難。

佛教福利談著談著似乎有點偏離了，再回到原本的主題。對於目前與佛教無直接相關的人而言，「佛教」、「佛教的」等字眼可能十分抽象、曖昧吧！其實用「佛教的」這個「的」字，原本是要讓佛教更一般化、普遍化，要達成一般化，必須有相關資料以供認識，然而這方面的資料卻相當不足。

雖然佛典和宗教書籍已十分普及，但能拿到公共場合使大家易於了解的相關資料卻少之又少，甚至連理解、把握上述資料的「方法論」亦不完備。原因在於今日日本社會使用的是歐洲思維方法教育下的產物，所以不但完全受制於它，且不太能接受佛教世界所建構的對事物的理解方式。缺乏這方面的教育，儘管宗教家再怎麼努力讓人們理解佛教的世界觀甚至佛祖的境界，都是枉然；若搬出傳統的方法論又很偏頗。在所謂佛教固有的世界使用「宗乘」一詞，談的是修行宗門之學的方法，另外，從小受的教育都說我們是被佛飯養大的（佛祖的食糧將我們養大之意），但要在現今社會將上述思考模式及佛家的世界一般化、普遍化幾乎沒有可能。

因此，在認知材料、理解方法尚為短絀之際，要提出佛教的具體內涵著實困難。也許我出言有些狂妄，不過還是要勇於提出：佛教福利（剛才已說過學會已有此語，但未下定義）這門學問系統化的嘗試，將立足於現今日本佛教重建運動的一翼之上。同時必須懷著問題意識才能建立佛教福利這門學問的特質。以上是個人觀點，許多人也許會認為過於理想化，而且它也招致相當的批評。

在此例會（此會之事務局的「醫療文化化研究會」有兩個「化」，一聽，我覺得真有道理）討論了許多宗教與科學方面的議題。除了做比較，目前也是必須改變思考模式的時代了！若說十七世紀以來的近代科學是一場革命，很明顯地，現在不正邁入另一新科學時期嗎？否則，人類將死亡、末期階段視為問題這項行為本身，是否就是生物世界漸漸閉鎖的徵兆呢？這個時代開始正面討論死的問題，且不限於個別階段，甚至被視作社會問題的新聞題材，這畢竟是不同於以往的。

最近死亡問題受到討論、處理的方式本身就有些異樣。死亡，在過去的年代對許多人來說，應是思春期時偶爾會在內心思考的主題不是嗎？然而現今社會有多少人會在思春期想些有關自己生命、死亡，即所謂的生死問題呢？費工夫去想那撈什子的事，將來的聯考戰爭中就得嚐失敗的苦果。在今天，思考這類問題的人甚至會被認為有問題呢！只有現在這種場合，大家才會討論討論死亡的議題。對學習宗教學及佛教學的人來說是一大怪異現象吧！不過也有人為它找理由，表示人們已從禁忌中獲得解放。

二、回歸釋迦牟尼——「生老病死」問題

再不回到主題不行了。對於投入佛教福利的問題，我個人看法如下。之前提出了社會、時代、大眾之支持等用語，令人疑惑的是，現在，我們是否處於一個「讓佛教登場決定目前及日後時代方向」的狀態？其實常聽到的倒是葬儀佛教等等，最具象徵性的是京都的古都稅（文化觀光稅）問題。常有人說，在祇園內隨便扔個石頭一定會砸到和尚！列了古都稅，佛教就變為文化財產，所以這個問題才會出現。若是人們日常的生活佛教，應該不會冒出「參觀費」之類的用語吧！恕我直言，當宗教一旦變成文化財產或美術品，就已走到窮途末路了。

那麼，該如何找回日常生活中的佛教？它的契機何在？前面提到研究所時代鑽研的佛教與現實生活相隔太遠，我想，是否應回頭想想釋迦牟尼創立佛教的動機呢？也許可以稱作「回歸釋尊」吧！不知各位有沒有聽過「四門出遊」（也有人用「四門遊觀」）一詞，佛教中將出生、年老、疾病、死亡四者稱作生老病死的「四苦」，其中，有這樣一段插曲。

一般來說，人都會感到世事無常。釋迦牟尼當初立下出家志願的機緣，是因他從所住城池分別向東、西、南、北四方出巡時看到許多老人、病人、甚至死人，於是下決心出家。而

我們是否也應回到原點，重新檢視一下呢？學校所學的，都是透過插曲、典故所傳遞的佛祖教誨，然而釋迦牟尼最初的頓悟是在自己身上；我們，卻老是張望著前方。事實上我們應該做的，是重新思考釋迦牟尼出發的原點，相信如此一來，「生老病死」四苦的問題、現今最要緊的醫療、福利問題就會一一浮現了。相反的，若現今的佛教、佛教教學、佛教運動不思考實際上能做些什麼，那又如何算得上是佛教呢？教義、教學的鑽研固然重要，但我認為沒有必要叫每個僧人都當學者。

話題好像有些偏離了。僧人欲升住持，無論那個宗派都必須在四年制大學、或該宗派開設之專科學校研修固定課程再作修行，待受到認可後才有辦法取得住持資格。今天若釋迦牟尼忽然乘著時光機器出現（我是淨土真宗，出現的就是始祖親鸞了），恐怕會說：「你們在搞什麼」吧！究竟有多少人是真正對出家、人生持有大惑才學習佛教的？我不禁感到懷疑。

我們是在七〇年安保運動如火如荼之際進大學的。大部分住持的兒子會繼承家業，但這些後嗣對繼承寺廟很排斥、抵抗，多半是在父母、施主、或有恩於他的人哄騙下進入宗門大學。近來卻從幾個佛教大學和宗門大學聽到兩、三個傳聞，說有以下這樣的學生。「現在的居住問題那麼嚴重，當了上班族也沒辦法住到寬敞的房子，要是和尚就有得住了，而且時間又不受拘束，還能老是坐在上座。」現在竟有人以如此本末倒置的理由選擇進入宗門大學，真是不可思議！不知道這些人是不是該稱為新人類？不過看佛教這個樣子，已淪落到危急的末期症狀了。

但若你想要將身邊學到的佛教理念傳給下一代、要後人知曉的話，那個突破關口可能還是在釋迦牟尼出家的機緣「生老病死」。我想把它當作自己的課題，回到那個時點，透過醫療和福利的現場再思考一次。佛教教義、教學等難度甚高的任務就託付給宗教天才去完成，我只要學習其研究成果就好了。這麼說可能會惹惱現今任教於宗門大學的學者先生們吧！但這終究是我的想法。

佛教福利是佛教重建運動中的一支，我想在所謂的社會實踐層面中思考此問題。正如前述，宗教與科學問題的變革浪潮已洶湧而來，就我個人立場而言，意圖建構一個明確的場合來研究此問題，即宗教與科學更為具體、正面交接之處。換句話說，就是絕對與相對短兵相見的場面。末期問題的浮現就最具象徵。宗教與科學問題的關口，不正是死亡問題的凸顯嗎？在思考佛教問題時，不正露出一線光明嗎？這是我選擇末期問題的原因。

接下來，我想站在佛教者立場探討生死的問題。「生與死」這樣的字眼出現頻繁，但佛教的說法是「生死」。從我們的立場來看，「生與死」的文字表現是很科學性的。在「生與死」這樣的用法中，隱約顯現出辨別、分析的思考模式，但當我們將此思考模式設定在現實生活中的死亡情境時，生與死其實應該可以放在同一狀況下來思考。那麼，也許就可以找出宗教與科學問題應有的思考典型了。

即使佛教福利一詞有福利這個字眼，但它就是所謂社會福利制度、政策論所指的福利嗎？思考佛教福利的「福利」究竟所指為何時，抽掉死亡的問題，那麼就無法討論福利的問題了。因此我認為正視死亡問題絕對有其必要。

觸及老人福利時，我覺得其實也有撇開死亡問題不談的老人福利。也許佛教福利聽起來十分抽象，但既然正視了死亡問題，何不重新思考福利問題？探究日本福利應有方針何在？我之所以提出如此問題，乃因對日本社會福利究竟含有多少思想性成分感到懷疑之故。

聽我的社會福利學老師上田千秋說，韓國、臺灣的老人福利法條文都明確載有敬老孝親、奉養老人這類文字，日本卻沒有。那是因為臺灣及韓國老人福利法的制定都在日本之後。也許他們認為若蔑視所謂的儒教、佛教文化圈傳統，就不是真正的福利，明文規定的目的在於不重蹈日本之覆轍。這種表現也含有以下的意思：故意漠視死亡問題，算什麼老人福利？前面介紹過我出自淨土真宗的家系。誠如眾所皆知，淨土真宗的開宗祖師是親鸞，最廣為人知的《歎異抄》結尾部分，有一句話是這麼說的：「淨土的宗旨在於來生的澈悟。」來生得以澈悟是淨土的目標，亦為它所追求的境界。也可用「死後的世界觀」來表達此一宗教的方向性涵蓋了死後的問題。在此方向中探究生活的形態，然後回歸此刻需面對的問題。

話題又有些偏了。我本人也不知使用過多少次「宗教」一詞。但現在不得不再重新試問：以 Religion 這個字來表現日本的宗教是否合適？因為宗教一詞畢竟誕生於以歐洲基督教文化圈為土壤的世界。當我們在探討宗教的規範、道德、善惡，特別是善惡問題時，會發現其實基督教的善惡觀與佛教的相當不同。我認為佛教所談的善惡，與其說是現今一般人對善惡一辭的定義，不如說是覺得「還能接受」或「不甘心」的層次，這是它所呈現的世界形態，不過，關於這部分可能許多人會有不同見解吧！

我必須把談話的內容作一整理。以上，就我想到的部分，談了有關自身投入末期護理工作的始末。如前所述，是在學習佛理過程中興起對宗教與科學問題之關注，進而意圖回歸研究佛教福利、佛教原點的「生老病死」，所歷經的一段過程。

三、佛教傳統與毘訶羅之語源

終於進入以毘訶羅（Vihāra，梵語。有身心俱安、止住靜寂、寺院精舍等義——譯注）之構想為中心的部分了。以「佛教與末期護理」為題鑽研、學習至今，每次在發表自己的心得、思想時，從某一階段開始，就會產生隔靴搔癢、或得不到回應的空虛感。後來，師長們殷切教誨、申戒、激勵我：「理論部分已經夠了，接下來應該付諸實現，不實際行動的話永遠沒有開始。」還說：「理論固然重要，但最重要的還是現實的臨床作業。」我深有同感。不過，由於當時我遭遇子喪，對我極為重要的父親又去世，因此個人的體驗、一路行來的學習世界、師長們的教誨三者交融成一，使我興起了乾脆單純走臨床路線就好的想法。

於是我找了幾家醫院和醫療機構，看看有沒有人願意興建這樣的地方，但事與願違。「我自己來弄不就得了！」我因而產生如此單純的構想。事實上這四、五年來，我就是專心忙著這件事。我的兄長們有的經營著醫院或是福利機構，不然也多少和這個領域有所關連。我提出要求，看他們是否能協助我將理想付諸實現；然而現實問題在於若由民間團體來做風險太大！因此幾次都希望破滅了。但最後仍本諸無論如何也要試試的決心，發展至目前的階段。

末期護理機構的先驅是以基督教為背景的療養院。而佛教歷史也可看出最初階段的醫療行為與末期護理具體配合的事例。誠如大家所知，佛教一般有所謂出家集團、出家教團，遠離世俗，其中最初成立的是叫作僧伽的集團。聚集了一定人數，就會有人生病、有人死亡。病、死者不能與其他人一起生活，於是產生了現代所謂的醫院或收容將臨終者的無常院。《平家物語》開頭的「祇園精舍之鐘聲」的「祇園精舍」是指僧侶聚集處，另外還有聖人醫院、無常院等各種設備均設有房間。確實有這麼一段歷史。

此外，中國在隋末唐初之際，用現在的流行語來說，就已出現了所謂的醫療方法論，「臨終儀式」一詞基本上起源自此，只不過與現在最大不同在於當時佛教徒遵從教義、祈願前赴極樂世界之其中一環的臨終儀式地點就是看護堂、無常院。現在普遍稱為臨終儀式，文獻上是「臨終人與看護人法用」（善導著，《觀念法門》），內容針對往生人——將要前赴極樂世界者、以及祈求死後能前往淨土之人的看護方式，對於病人和已屆末期之病人的護理方法論是受到認同的。淨土方面之外，如《四分律行事抄》的〈瞻病送終篇〉（看護與送葬）等等，也提及一個佛教徒在戒律關係當中應遵循的行事法則。

傳入日本之後，又攝入源信的《往生要集》和其他種種，結成「二十五三昧講」之類的團體，爾後，以日本佛教為背景的末期護理就連綿流傳下來。但為何沒能延續至今？原因在於發展得太過儀式化。此外，佛教本來的生命力與政治掛勾後失去了原有的光輝也是其中一因。所謂的儀式化其實就是金錢過分介入，因此變得煩雜，喪失了原本的目的；反而使為達成目的的「手段」變成了「目的」，讓各種臨終儀式終至蕩然無存。

在日本，大致上只有淨土宗、法然宗系統談到臨終儀式一詞，至於淨土真宗用的則是「御相續」（承繼），但並不普遍。事實上這牽涉到教義的問題，是臨終時為確認自身信仰、承繼信仰而產生的用語，在北陸地區是由來已久的習慣。臨終前由本人乃至其家人提出請求，要菩提寺的住持前來承認其信仰。此種習慣現今仍然存在，但第二次世界大戰之後已逐漸式微。

「無常院」、「往生院」這些福利機構，在禪宗叫作「看護堂」、「涅槃堂」，許多宗派都有。其中規模較大、且延續至今的，是宇治的平等院，性質是完全的「往生院」。另外，嵯峨野的許多觀光勝地中，也有曾是「往生院」的地方。像「二十五三昧堂」之類就遍佈全國各地。除了這些機構，另一方面方法論也一直在研究發展中；然而，二次大戰後日本許多的價值觀都隨著改變、消逝了，所謂臨終儀式那質樸的形式反而保存在夏威夷和北美的移民人士中。同時，還有報告指出：那兒的佛教徒以類似牧師之姿積極服務的也比日本多。

再說，我的構想是以「毘訶羅」佛教為背景設立一些機構的，現在「佛教療養院」一詞用得很普遍。然而，當我去研究療養院(Hospice)這個詞彙的歷史及其發展的內容時，發現佛教徒不應貿然把它拿來使用。也許是日本佛教徒在這方面的包容性特別強吧！像剛才提到的佛教社會福利一語也是例子，任何詞彙加上「佛教」兩字即合成一個新用語。不過，當他們借用基督教的東西來製造新用語時，可能會引起基督教相關人士的不以為然吧！但說不定基督教領域人士也心胸寬大，會說「沒關係，請自便」呢！事實上不限於佛教才如此，當我們想要思考更為日本式的末期護理之道時，也必須去考量Hospice這個已具固定意義的詞彙應如何使用才恰當的問題。

我想藉由新語詞的提倡，找出與日本土壤相稱的末期護理之道，促成福利機構應有方針的實現。於是，我重新思考適當用語，後來提倡的就是「毘訶羅」一詞。其實「往生院」、「無常院」等詞原本就具有佛教背景，要用它們也可以，但近來卻因使用這樣的詞語遭到相當之抗拒！令人遺憾日本佛教竟然走到如此困境。沒辦法，我只好動腦筋想別的：或許添些洋味道的字彙會好些吧！在佛教初期經典中曾使用Sanskrit（梵語）的語詞，於是我在其中找了找是否有與醫院或療養院這類詞意義相同的用語？後來，發現了「毘訶羅」一詞，不但意義相近、語感亦十分響亮，就援用下來。事實上，最重要的原因在於「毘訶羅」這個詞具有「安寧之境」、「舒解心情」的內涵，這是我這麼重視它的原因。

據我的了解，療養院一詞出自十至十一世紀時朝聖者的住宿之地，從該層面而言，「毘訶羅」亦具有朝聖者留宿處的意思，現在在尼泊爾也有用某某毘訶羅來表示寺廟及其留宿處之意，所以我覺得這個詞相當不錯。說實在話，這個詞並非我個人單獨決定的，之前曾與本校校長水谷幸正先生與梵語權威雲井昭善先生商量過，他們都認為這個詞最適合不過，於是大約二年前，也就是昭和六十年十二月左右開始起用。

提倡此用語固然好，但更重要的是必須建造實際的設備才可，因此，我求助於家兄，推出改善案計畫。也許有的人會覺得這只是我個人的自以為是罷了，但我的目標卻是要贏得大家一同合作，甚至，我認為若無法擴展成市民運動，那麼所謂的「毘訶羅」運動就不算真正的成功。

於是，一方面鑑於必須充分思考此運動的形態，我在去年末十二月開始發起「新潟縣佛教徒毘訶羅會」，這個超越宗派、現有近八十名會員的組織，在日本的佛教界是相當罕見的現象，近兩、三個月內，就有這麼多會員聚集在一起，而僧人們在學習會、醫院、福利機構展開了法話會活動。這類活動的前身是京都的「佛教青年會」，以京都的高雄醫院和京都南醫院為舞臺舉辦醫院法話會，至今已近兩年。由於有此先例，才能站在此運動形態上建立設施，進而研究方法論的內涵。

四、佛典之正確理解與末期護理

到這裡要把話題再帶回最初。談到佛教，我們知道有所謂的佛教個案工作(Case Work)、佛教諮商、許多關於佛教○○的東西。然而，即便有所謂佛教式末期護理之詞，但若有人問：那究竟是何意思？我也必須遺憾地表示並無法清楚回答。所以，在尚無法明確定義「毘訶羅」

末期護理中佛教式護理的「佛教式」之前，想要推展「毘訶羅」運動仍是紙上談兵。

不知各位有否耳聞佛教醫學、佛教衛生學或佛教看護學等名詞？這三者之內容出於一位名叫大日方大乘先生的筆下。他生於明治時代，畢業於慈惠醫大、駒澤大學。大日方教授所著《佛教看護學》中提及自佛教經典中摘錄出相當於看護方法論的部分，發現佛教在具體情況下是如何如何做的；然而，若把它拿到今天這個時代，則必須從佛教用語的翻譯開始著手，雖然這是一項艱鉅的工作，但在佛教看護學的領域裡，對於末期階段的因應之道的確有相當多深入的指示。

另外，談到以佛教為背景的方法論時，最須注意的是，佛教徒絕對不能隨意更動佛教經典，應有的態度在於不輕忽佛典的一字半句，接受其原原本本的涵義。我們應做的是忠於經典原義，以其為根據，考量是否能轉換到現代來。往往有許多人認為佛教經典過於陳腐，與現代精神差異太大！我認為這是對佛典內容——其真理不了解之故。至於佛教徒應如何接觸佛典呢？這部分若不稍作說明可能會不得其門而入，所以儘管話題又會有點偏，還是略提一下。

就實際情況而言，「阿闍世複合論」就曾經風行一時。小此木啟吾老師在《中央公論》（一九七八年六月號）上探討了「王舍城的悲劇」，它也出現在《觀無量壽經》與《大般涅槃經》上，為以現代情形為例說明，重新架構了佛典的內容，或許那可說是科學式的因應方法，但佛教徒是沒辦法做到的。當我去東北大學的圖書館，調出「阿闍世複合論」首倡者小此木啟吾老師的老師古澤平作當初的論文，發現他不曾更動古澤老師的一字半句！若喪失了對佛典不作任意處理的態度，就沒有資格作一個佛教徒。

隨著時代變遷，各種宗派紛紛登場。例如淨土教興起後，對經典的解釋就改變了。為何看的是相同的經典、不變的語句，解釋卻會不一樣呢？到目前為止，我雖仍不能完全理解，但基本上認為是因對經典的真義有了更深一層領悟之故。我要提出「古今楷定」一語來解釋這種情形，即使佛教經典上寫著如此如此，但引之與現今護理的方法論作對比時，仍有可能招致抱怨，說那些老掉牙的東西難見容於現代科學。因此我們的課題在於如何用智慧解讀經典。至於我，則懷有許多期待與夢想要從深奧的經典中，汲取、學習一些什麼。

於是，能否以經典為依據導出日本末期護理的方法，或以佛教為背景的護理方法論，是我思考的問題。論及以佛教精神為背景的末期護理時，應剔除「佛教精神」這種曖昧術語，明確追溯經典正確出處的方法論在我的預期中是可達成的，只不過現在仍在摸索當中。若問我究竟進行成果如何？現在並無法作任何回答。目前正準備以方法論、福利機構、實踐運動三管齊下的方式展開「毘訶羅」，同時尋求各方面的支援使之成形。目前進度如此。

像一些實際的、世俗的問題，例如現今醫療體系、賦稅等具體問題，可能是今後得大傷腦筋的部分，不過，我想應該還是有辦法行得通吧！每一個支援的聲音，都是鼓舞我的原動力。眼前迫在眉睫的，還是前述如何掌握方法論的問題。建築物只要有場地、金錢和時間就可完成，而方法論的部分，則必須回歸到研究方法論之人才該如何培育、能培育至何種程度的問題。

五、毘訶羅構想與方法論

兩週前我動了個手術，那陣子一直觀察同病房的人。那是間六人房，護士們輪三班工作，但病人們的談話對象都集中於某一位護士，注意那位護士對待病人的態度，會發現假設她在和A病人交談，樣子就像她只為A病人一人服務而存在似的，雖然護士只有在輪班輪到時才來照顧自己，卻仍讓人有這種溫馨的感覺。

我想舉《涅槃經》這部經典中的「一子地之譬」為例，將院中觀察一事與前述的方法論結合起來。假設某個家庭內有七個孩子，七人都同等可愛，其中一人偶然間感冒發燒了，作父母的就會對他特別關注，我們可以用「一子地之譬」來表示佛的祝福和心意會集中降臨在某位受苦難的人身上。

相同地，我先前也提到《歎異抄》，當中有「親鸞所為一人」的話，其實即所謂佛祖的祝福只降臨己身之意。我會有此聯想，是因看到那位護士對待六人病房中病人的方式。如果在人際關係中也能依樣畫葫蘆，把理解對方、彼此的交流都提升到「只為了你」的境界，就能運用到末期護理上，如此一來，許多問題將迎刃而解。先前提過古澤平作老師的大名，他在《佛洛伊德選集》第三卷末尾部分寫著這樣的話：「三十年的治療生涯之後，終於明白『只為了你』的涵義。」人際關係若能深入至此，宗教的世界就能大為發展。

我想把話題再帶回最初的宗教與科學。可能顯得有點急躁吧！但我認為要探究「毘訶羅」的末期護理方法論必須以佛教為根據，在此要談談對人尊重的重要，雖看似理所當然，但在現今這個New Science、宗教、科學等問題紛陳的社會狀況中，正是讓我們重新審視現今潮流意義的良機。

有位富士川遊先生，他是醫學歷史的學者，曾出過《醫術與宗教》（一九三七年，第一書房）一書，這本書以「醫術與宗教」為題，向醫術拋出了一根本問題——僅靠近代科學一支的醫學，是否真能找出醫療原本的使命？同樣的，透過宗教這層濾網，我們得以重新檢視現今醫學、看護學、社會福利學等等所謂近代科學範疇的科學內涵，而「醫療與宗教研討會」

的運作目的即於此。這是個人的淺見。我所提倡的「毘訶羅」設立、實踐運動、以及方法論的展開亦將列入其中，今後若能獲得各方支援與指導，則深感榮幸。

最後，我想大家應該常聽到佛教是「慈悲」宗教這句話，所謂慈悲，即「四無量心」——四種無量的心：慈、悲、喜、捨。各位可以把喜捨的喜理解成喜悅之心，捨為平等之心；不過關於捨這部分最後容我稍作說明。捨字的相反詞是取字，例如，在野外看到美麗花朵時，一般正常反應也許是想把它摘下據為己有。但我希望大家能理解所謂能捨之心就是不將它納入己囊，讓它自然地綻放在原野上維持原本的樣子，盡情開放、自然凋零，讓它能過原本應當經歷的一生。我強烈地如此期望，懷著去保護它並祝福的心。在我們重視這份「強烈希望如此」的心意時，就是在佛教末期護理中慎重這個「捨」字。對於佛祖的祈願，我們、甚或護理人員能追隨、實踐至何種程度？能從旁協助多少呢？「毘訶羅」的表現將告訴我們吧！

合掌

（佛教大學佛教社會事業研究所研究員）

日本療養院的宗教與醫療
——基督教人類學的觀點

中島修平
中島美知子

一、提供「活下去」的援助

前言

各位，初次見面。我是剛被介紹的中島。

直接進入主題吧！我將照著各位手上拿到的大綱，將平日所學，特別是從末期護理的實踐至「對人理解與醫療的神學」角度，談談有關醫療與宗教交涉的部分。首先要引用《聖經》上一段話，由於它與我想談的內容有直接關係，我把它唸出來。是〈若望福音書〉第十一章二十五節的話語。「耶穌對她說：『我就是復活，就是生命；信從我的，即使死了，仍要活著』。」另外，第十七章三節，受難前一夜耶穌．基督的祈禱：「永生就是：認識你，唯一的真天主，和你所派遣來的耶穌．基督。」接下來，就讓我們把這些放在心中，一面進行以下的談話。

自接受此演講的邀請，我們就思考了許多。其實對日本人而言，該如何面對末期護理或死亡並不算什麼陌生課題。

從「結束」看人生

春季開了一個日本醫師會總會，會後時間尚早，想著要做些什麼才好呢？剛好銀座附近有歌舞伎町，就去逛了一下。正在上演真山青果的「元祿忠臣藏」，我看的是後半段。各種各樣的忠臣藏以電視、廣播、劇場等形式上演，老少咸宜，深受國民喜愛。它如此令人喜歡的原因何在？我不禁開始思考這個問題。當時我是這麼想的：對我們從事末期護理工作的人而言，人類的生命或人類本身，是「從結束看現在」，這不就是人類的思考模式嗎？

從結束看現在。那時看到的人類本分為何？透過這部作品表達的東西，我認為可分兩部分探討。

首先，是「使命的完成」。把完成人世間使命當作人的本分。從主角到四十七志士，最後都完成了職業上的——即身為武士的使命，貫徹對主君的忠臣，討伐政敵吉良。同時對社會也負起了法律責任，為表示願對自己的所作所為接受社會和法律的制裁，他們毅然選擇切腹自殺一途。青果的「元祿忠臣藏」不單只是話劇，應該說是事件結束後才開始的故事，每個人的性格都鮮明烙印，妻、子、未婚妻同為那使命殉死，完成了所謂身為家族一份子的道德責任。

另外，是「來世的準備」。大右內藏助希望「死得正義凜然」！因此為赴來生之旅，他選擇了切腹自殺這種武士的尊嚴死法，而非斬首。他在死前淚留滿面地說：「這樣我在冥府就有臉面對主君了。」也就是說前往極樂世界時，他能「無愧地向主君報告，自己忠誠如一」，於是，浩然切腹、奔赴黃泉。

就這樣，不談死亡的美化，而是從結束看人生，觀察人性，進一步提供末期觀或人的生活方式給觀眾參考，透過這個層面，我們日本人似乎相當能有所理解與領悟，或許這就是它的魅力之一吧！從結束看現在，具體提出死亡的因應之道。人的本分就是「完成自我使命」與「不怠忽死亡的準備」，這兩點在作品中已表露無遺了。

從這個角度來看末期護理的因應之道吧！從事護理工作的人對自己的末期抱有什麼看法

一直是與護理工作密不可分的挑戰。我們必須把這最迫近的重大課題放在心上，從更廣泛的全人格視野來面對人類的真實(Reality)，以之確立末期醫療觀。這就是當務之急！此外，神學、宗教與醫療今後將如何相互合作，則容我在稍後的談話中闡述。

各學科間的因應之道

正式進入主題前，我想簡單涉及方法上的問題。為求了解人類整體內涵、人類的真實性，必須有打破學科界限，更為綜合性的方法。你我今日共同思考的課題不正如此嗎？

人們在各種情境下都會有這種感覺，尤其到生命的盡頭，人類的整體性、或說完整人格、全人性吧，會變得格外重要。無論如何光靠醫療是無法處理的，光靠神學、宗教、社會學、經濟學、心理學的任何一者也不能。必須全體應用——即各學科間相互合作。恰巧我們夫婦倆，妻是內科醫師，站在醫學的立場，主要從生理面提供病患服務；而身為牧師同時又是神學者的我，則從靈魂、心志、宗教面給予病人協助，就這樣過了十四、五年。今天，請讓我們分別從各自的觀點討論各學科間的因應之道。

神學的意義

誠如大家所知，醫學的科學性全貌除了基礎醫學、應用醫學外，並由其他相關領域如：分子生物學、化學等學科共同建構而成。但談到神學，也許就有人覺得陌生了，這名稱聽是聽過，然而誤以為是寢學（日文的「神學」與「寢學」發音相同），或不知道字怎麼寫的人可能也存在吧！既然如此，身為神學領域一員的我，就對神學的意義稍作介紹。

人類的整體活動從肉體活動出發延伸至經濟活動、社會活動，另外還有知能的、精神的活動，以及心靈的活動。

人類的各種活動從肉體的活動到心靈的活動彼此相互作用、關聯，形成人類的真實性之一。我將介紹的神學的定義，即以此概念為出發點。

所謂「神學」一詞的語源，英語是"theology"、德語是"theologie"。而「神」用希臘語來說是"Θεος"，「學」則為"λογια"，二者合而為一是"SEOLOGE"。（日語發音、用羅馬字表記）定義也因人而異。其中有牧師先生或與神學領域相關的人認為，有限的「人類」是否真能了解無限的「神學」究竟奧祕何在？不過，我個人的定義如下：

「所謂神學，即透過對神及其啟示（《聖經》、耶穌・基督）的理解，凝視人類的真實面貌，並以之正當行動的Science（譯成日文則為科學或學門）。」

有句話說：巧婦難為無米之炊。研究神學的牧師們若想從事業餘的心理學家、精神科醫師等，基本上是不可能、無意義的。我們所被賦予、並以之貢獻的資源是神學的內容。當然，與其相關領域的交流也相當重要。

神學的內容大致可分為四部分：聖經神學、歷史神學、組織神學、實踐神學。位於正中央的是權威的且今日仍可見的《聖經》，包圍在四周的是各式的宗教體驗——例如「義認＝相信耶穌・基督，罪被赦免，並受到神的認可」、「新生＝藉由神的力量重生」、「聖化＝以神的子民之姿重生，並在聖潔之下成長」等等，另外，還有各教派具歷史淵源的特殊傳統——例如新教、天主教、希臘正教等教會中的種種——以及宗教體驗後的人類理性。神學的工作即以上述這些為根源展開。

首先是聖經神學。我們使用的是《新約聖經》（希臘語）和《舊約聖經》（希伯來語）等等，主要研究《聖經》的本文。東洋學、聖經考古學也算相關領域，為了處理古老文獻，必須以亞拉姆語、阿卡德語、烏卡利德語為工具，以進入紀元前之文獻。

聖經神學好比醫學中的基礎醫學，接下來要架上一層歷史的濾網，那就是第二部分的歷史神學。所謂濾網即探討歷史上的神學家的理論，例如：奧古斯汀說過什麼？托馬斯・阿奎那是如何教導人們的？馬丁・路德、約翰・卡爾邦、約翰・韋斯勒、卡爾・巴爾特有過什麼名言等等。

接下來，在現代對話中建構教義則是本人專業領域的教義學（第三部分——組織神學）了。倫理學也列入此領域，處理現代各種問題，舉例來說有醫療倫理、教育倫理之類。拉丁語、法語、德語、日語等與各個神學時代及文化圈相關之語言則作為處理時的工具。

經過上述程序後，在我們的日常生活中實踐、應用，其領域即為第四部分的實踐神學，可分為牧會學、傳道學、宣教學、講道學、教育學、經營・管理學，或諮商等等。

就狹義的專業領域來說，我正從事上述教義學的人類論；而倫理學的、實踐神學的應用方面則有與醫學相關的諮商及牧會學，另外，親身與病患接觸也是本人工作的一部分。

以上全體的補助學有宗教學、宗教哲學、宗教心理學、文化人類學、哲學、思想史等各種相關領域。

站在此基礎之上與醫學合作，以各學科方法因應人類死亡課題時，究竟實際情況如何呢？我想有舉實例說明的必要。接下來就請中島醫生為各位介紹一位去年因乳癌過世的、八十三歲的女性病患。

（以上　中島修平）

病例＝乳癌・八十三歲・女性

我想先介紹一位去年十月入院的T・S女士。她是八十三歲的女性，二十年前就動過乳房手術，進入本院時已是乳癌末期。手術後，轉移至皮膚和肋骨，還引起癌性胸膜炎，再蔓延至脊髓，以致下半身完全麻痺。同時癌性胸膜炎甚至引發呼吸困難，最後只好把氣管切開來。

這位病人剛住進歐力普山醫院的療養院時說過的話令我印象深刻。

「醫生，我想活下去，所以請您多幫忙，我全部都交給您了，請務必救救我！」

她的意思是，「我們可不是要死才來這兒的，要活下去！為了能活下去所以來這裡！」她如此堅定、清楚地說。聽到這些話，身為主治醫師的我、中島牧師、以及護士們都不禁跪在病床邊，一齊向天主祈禱。

接下來針對T・S女士這種真心想活下去的意念，我們療養院全體工作人員是如何看待、怎樣提供護理的實際情況加以說明。

療養院護理的三大要素如圖1所示，

一、疼痛和症狀控制。

二、病人身體、精神、社會、心靈方面的護理。

三、病人家屬的護理。

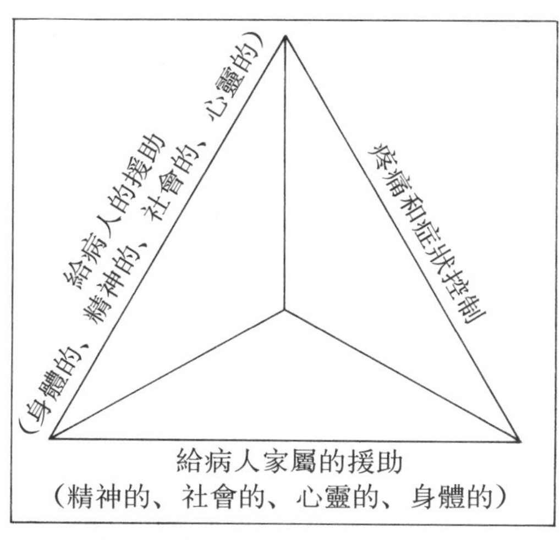

圖1　療養院護理的三大要素

以下則沿此線進行談話。

首先是徹底實行身體方面的護理。生理上有痛苦或不快症狀，對生存品質就是一種傷害，因此這部分可說是基礎工作。她患的是乳癌，所幸沒有強烈的疼痛，於是我們把重點放在清潔身體、或換新切開氣管上的插管、幫她抽痰等等，儘可能使她維持生理清爽，並努力防止不快症狀的發生。

其次，對病人家屬的護理工作也十分重要。病人並非獨自一人生活，她與家人是生命共同體，我們祈禱病患與家屬之間的愛能更加深，於是也照顧家屬。但這裡出現了一個問題，就是末期病患家屬必然會經歷的憤怒的心理階段，它產生在與醫療人員的相處之間。

T・S女士的丈夫在五十多年前赴祕魯工

作後就在當地與別人結婚，倆人如同處於離婚狀態。她有一個六十五歲的女兒H女士，H女士的兩個女兒均已婚，共育有三子，所以T・S女士家中只剩他們母女兩人。做女兒的H女士自母親發病以來，二十年夜以繼日地照顧她，工作也丟了，照顧母親就是她生命的意義。來到歐力普山療養院之前曾住在某醫院一年以上夙夜匪懈地服侍母親，抽痰什麼的全一手包辦，因此練就了從氣管切口處抽痰的好技術，與病人呼吸一致，不帶給病人疼痛。護士經手時偶爾還是會出血，自己來做反而完全沒有這個問題，於是她說：「我不要那個人弄！」不然就是要求愈來愈多，甚至一一盯著護士的做法，對我方來說，真是個難相處的人。

這個家庭出了什麼問題？做母親的對於早晚終將離開人世早有心理準備，做女兒的卻完全不願接受母親總會死亡的事實，她的情緒就以否認或憤怒的方式呈現，特別是還會遷怒護士，因此負責她母親的護士開始一一戒慎恐懼，漸漸地，精神上變得抑鬱，這現象令我們著實困擾了一陣子。

療養院的小組成員為此召開特別會議，避免將此例列為人身攻擊，而以憤怒階段之獨特反應予以合理化，結果護士們開始對她強烈的憤怒、否認、質疑自己的護理方式等行為都能坦然面對，並盡力用愛心來照顧病人。有時自己覺得已對病人夠好了，卻得不到回報。即使如此，護士和我都還是學習到真正有愛的看護方式對療養院是絕對必要的。

其間，病人們又是如何呢？當女兒的憤怒升高到頂點時，T・S女士也跟著痛苦，她變成女兒與醫護人員之間的夾心餅乾，一方面受到焦慮的女兒的叱責，另一方面又顧慮到醫院，擔心是否會被趕出去？於是，她只好問這個身為主治醫師的我，自己還有多少日子可活？可以繼續留在這兒嗎？當然，聽到好消息時就不禁喜極而泣，同時隨著女兒心情的日漸調適，她也慢慢平靜下來。

所以，家人的痛苦就是病患的痛苦，相同的，平安亦如此。要T・S女士活得有意義，就必須更加深她與家人的愛與信任！家人在精神上、身體上、心靈的、社會的狀態均對病人有直接而重大的影響，所以對病人家屬的照顧具有相當意義。

第三是對病患本人的護理。

T・S女士二十年來一直是虔誠的基督徒，所以我們對她的護理工作是依循著信仰進行的。她最大的心願就是將福音傳給子女、孫子、曾孫們。其中，女兒和孫女們雖已是基督徒，但年幼的曾孫們尚未受洗，所以她祈禱把信仰這項精神遺產留給三個曾孫，於是在療養院的大廳舉辦了一場見證會。她所屬基督教會的人士、牧師、教友、親戚全都聚集而來，大家一起唱聖歌，一起禱告，T・S女士的氣管被切了開來，發聲困難，但她仍用麥克風賣力地敘述著信仰見證的種種。曾孫們則演奏小提琴來回應她，氣氛一片圓滿祥和。

最後，曾孫們對T・S女士說，曾祖母去世後要「到天國再會！」這是充滿希望且平和的道別。

對於T・S女士的照顧，其實最重要的就是支持她的信仰。無論是在床邊的祈禱、唱聖歌或讀《聖經》，中島牧師與護士們都一同參加。他們還談生命、死亡、以及復活，透過這個信仰，她對復活有了明確而堅定的希望。

後來病情惡化，一度表明想回家一趟。過去兩年來，她一次也沒離開過醫院，不過由於她戴氧氣罩，又須頻繁地抽痰，做女兒的反對她出院。然而中島牧師說，「如果不讓她回去一趟，只怕會留下遺憾吧！」於是，我們決定儘可能協助她達成心願，一路隨行吸著氧氣的她回家。在那熟悉且令人懷念的家中與親人相聚，三天兩夜後，又回到醫院。其間往返的護送隨行以及訪問，全是義工的志願服務。

回院後三天，病情驟然惡化，爾後，稍為穩定下來，她與中島牧師有了如下的心靈交流。

N：中島牧師。P：T・S女士。

N「昨天妳差一點就上那兒去了……記得嗎？」

P點頭。

N「差一點就進天國了是吧！」

P點頭。

N「有沒有看見象徵天國光明之類的東西呢？」

P搖頭。

N「能再回到這兒，真好！」

P點頭。

N「早晚我們終將成為天主的子民，耶穌會緊緊抓住我們的，所以不用害怕。不過，我們在這兒談的是廣義的『死亡』；狹義的死亡意謂的是罪惡審判，亦即毀滅。就此意義而言，妳會毀滅嗎？」

P激烈地搖頭。

N「那當然！因為妳的罪已被赦免了，而且，是由耶穌在十字架上替妳贖罪的。」

P點頭。

N「只是身體安眠罷了！肉體暫時腐朽，靈魂到耶穌那裡去，最後，祂又會讓我們得到新的身體復活。」

P點頭、再點頭。

到此，我們知道她已經確信自己能得到永生了。

N「《聖經》上說『耶穌死後復活』正是最好的保證。那麼，不死、不毀滅的生命是什麼？〈若望福音〉十七章中說，『就是相信神與基督』。透過基督，我們得以與生命泉源的神交流，而我們彼此又以基督為中心有所交流，這就是生命。因此，不管走到哪裡或留在原處，相愛與相互信賴就是生命的明證。」

P點頭。

N「不過，有東西在阻礙這種交流，就是尚未告白的罪。妳還有未告白的罪嗎？」

P搖頭。

N「是嗎？那就好。我可以放心了。你們（在場的家人）也是，如果還有必須告白的罪，就向神告白吧！」

P點頭。

N「今天也讓我們在與耶穌的交流中渡過吧！來！我們來讚美、來祈禱吧！」

這段對話過後三天，她蒙主召喚去了，沒有任何未告白的罪，一生的罪全部得赦，她終於可以進天堂了，而且，現在終於獲得永恆的生命，永恆的生命已經開始了。儘管生物學上的肉體毀壞，只要相信神與基督且與人們相愛地活著，就是真正活過，就是生命的意義。在T・S女士最後幾個月的生涯裡，她得以不枉此生。讓我們見證這些，又讓我們參與這項協助工作，令人無限感恩。

（以上　中島美知子）

二、人類的完整人格

這邊介紹的例子，她的第一句話是：「我要活下去，所以一切拜託您們了！我不是為了死才來這裡的。」

她的話給我們一個機會認真思考究竟怎樣對她來說才是以完整的人格活著。我們儘量減少她在身體上的痛苦。病中的她生活場所日漸縮小、局限在病床上，孤立一人，被社會遺忘，在疼痛和不安的恐懼中渡日，自己的世界日益凝縮，像個黑洞似地連家人也被吸入，筋疲力竭，混亂不堪，最後導致彼此的各種牽絆支離破碎！臨終時，意識甚至陷入混沌，語無倫次，自我的整合性破裂，終至完全喪失。死亡代表肉體的毀滅，大家都知道，昨日仍是完整的人，火葬結束後只剩下丁點骨灰……。旁邊的人也開始暈眩，似乎在身體某處開了一個空虛的深穴吧！肉體與超自然的、超越的層面真正分裂，在宇宙時間、空間中，已無容身之處，因此，邏輯上徹底的瓦解、毀滅謂之死。

但另一方面，最後她與女兒、曾孫們得到真正的相互信賴，約定彼此要「到天國再會！」在愛與信賴中，她現在仍活著，就像此時此刻她正活著！如《聖經》所說的，在天國可以看見人間，我們正在談話的此時，也許，她就正在看著我們呢！最後，她完整地達成了生涯中的使命，遺留給曾孫們精神遺產，教誨他們要堂堂正正走人生的路。擁有相當廣大土地的她，關於身後財產的管理，囑咐女兒和孫子們：「要融洽地處理。」完成了所有使命，「已經沒有未赦免的罪」，並且開朗地說：「到天國再會吧！」於是，安寧地，如乘眾人讚美歌之羽翼踏上旅途。

介紹完這個例子就結束今天的談話亦無不可，但從這個案例中我們究竟學到了什麼呢？以下這些應是很容易理解的。首先要請各位依照發下去的大綱來思考何謂人類的完整人格。誠如大家所知，末期護理常提到「完整人格的」、「全人的」護理，意外的是從事這項工作的人對它的理解反而參差不齊！因此，我想特別從《聖經》和神學的角度、立場來談。

眾多不完整的人類觀

首先必須知道的是，在實行末期護理或醫療時，雖不致錯得離譜，但有些不完整、不適當的人類觀確實存在，以之為前提進行末期護理工作將有礙於醫療與宗教全人的推展。

第一種觀念認為「人是行使工具付出勞力的動物」、「所謂人類，即吃下之食物的總合」、「進化後之猿猴的子孫」等等看法。

一九八一年曾訪視北京的人民公社中成功案例的醫院。但無論走到哪裡，老人們看起來都是那麼寂寞，而且似乎精神恍惚。我們這些從事末期護理的人著實不解，就問了帶領參觀的負責人有關那些老人的情形。

他回答：「在中國，有對教育等五種人類基本需求的免費公共服務，最後在醫院的費用也全免，死了就把遺體送去火葬局火化。」

「之後難道沒有任何宗教儀式來撫慰遺族嗎？」我問。「對！沒有。火化完就完了。」徹底將人類視為吃下之食物的總合，所以墳墓啦、宗教儀式就免了。在廣大的北京旅遊一週，連一個墳墓也沒看到。對於從事末期護理工作的我來說這實在是辦不到。如果這麼做，那麼在醫院中慎重對待遺體的意義何在？而且也沒必要編列特別預算及撥出時間投入了。這是不適當的人類觀。

哲學上對人的理解也有許多種派別。例如「實際存在的人類」、「個人內在認知、經驗的統合」、或古典的「知、情、意的人格」等定義。然而，站在哲學式的對人理解、如古典的知、情、意上，一個人的整體性其實就無法完全整合，分析說這是「知」的部分、這是「情」的部分、這是「意」的部分，就好比一個個的零件收納在一部機器內的感覺似的，所謂肉體與靈魂同在的統合性、整體性就容易被忽視。

在做疼痛治療時，我們不妨把「人類是個個內在認知・經驗整合」的觀點套進去試試看。本質上來說，疼痛是非常主觀的，若病人說：「好痛！」儘管你叫他：「不要覺得痛！」病人事實上還是真的痛，這麼做是在要求病人「只要想著不痛，痛就會自然消失。」學生時代，我曾因滑雪造成自然氣胸進醫院，當時，對醫師教授說：「肩膀好痛啊……」不料他卻回答：「可是X光片顯示已經治好了，應該不會痛才對呀！你就當作不痛好了！」這對病人來說本身就是一件很痛的事。人家叫你「應該不會痛才對，只要覺得不痛就不會痛了」才真是痛苦。存在的東西就是存在的。

另外，把「人是經濟動物」、「人是性欲的產物」等觀念發展到極致，就必須用所得來做各種排行榜了。雖然有的部分確實有理，但若把人視為百分之百的經濟動物，那麼，零生產力的老人、小孩、或肢體殘障者豈不將被列為醫療的拒絕往來戶？療養院也會漸漸做起所得排行榜，不是嗎？

若完全當成性欲的產物，就可能把所有事情還原至性的動機上，例如：「你會這麼痛，並非癌細胞嚴重壓迫神經的結果，該不會是你在性方面欲求不滿吧？」我必須說這實在是非常低等的人類觀。佛洛依德的理論總是把事情從性欲觀點做解釋，我個人則認為人是不能被如此以偏概全的。

另外，把人視為「生物學的機械」、「以特定名稱解釋的資訊整合」等看法在醫學界也很普遍。舉個「生物學機械」的例子，有位在洛杉機的友人腳起了腫包，到外科辦公室去，說是因為治療不必到醫院、去該醫師的辦公室也可以，所以他去了。有天工作得很累，隔天自己開車去，身體突然不適，不支倒地，友人說：「醫生，我很不舒服，請讓我在這裡休息一下。」沒想到對方竟然回答：「這裡是外科，治療腫包的是內科，請到那兒去。」這分明是生物學的機械觀點，把人當作零件來看待的結果。「人」都說了「此時此刻」身體不舒服，竟還告訴對方「我是外科醫生，不是內科醫生，請你自己過去那邊」，這種情形實際上是存在的，但可真是糟糕！

另外，特別像「特定名稱的資料集合」也是現今極為盛行的人類觀。一般來說醫生有專注於電腦螢幕數據的傾向；對於近在咫尺的病患，卻很少實際以手觸診、仔細問診，或從對話中了解病人的心意等等。

有個在某國立醫院出生、現在六個月大的小嬰兒的例子。他的臨盆較醫生預測的時間早了五、六個小時，是在進入產房前就在陣痛室出生的。之前，三個護士對著離母親不到一公尺處的電腦螢幕猛作圖表，儘管我在旁說：「請你們看她一下，好像到極限了！」他們也不管，只回答道：「再等一會兒！圖表的線快升高了！」正在我補充：「作圖表的事先緩一緩，快看看她吧！」的途中，孩子誕生了！如果「數據＝人類」完全正確，那麼，漂亮的數據齊全時，不知孩子是平安出生了？要剖腹生產？還是死亡呢？

若在白血球一〇、〇〇〇，脈搏一四〇等等出現的數據上冠上你的名字，說你就是這些資料的總和，那麼，醫療和護理只要用資訊來處理就夠了。有一天醫生和護士的工作搞不好還會被電腦取代呢！照顧人的和被照顧的，都具有活生生的人格，如果放棄了相互尊重對方人格、傾聽病患心聲、了解實際發生情形、研究如何掌握現狀的努力意願，將是一件危險萬分的事。

上述的各種人類觀，都具有部分的正確性，但若僅依片面觀點行事，全人的護理目標將化為泡影。

接下來以神學角度介紹「完整人格」的重要成分如何。

人類的形態——被決定與責任

人之所以為人、具備人格，重要因素在於人是被決定的。人若處於孤立、放逐狀態下則不成為人。「我」是被某些事物決定的存在體，也就是說「神的話語」、「他人」以及「我自己」三者決定了「我」的存在，這就是「人類形態(Form)」，從該處再引發出「責任」。因此，人的死亡有別於狗、貓之死。人的最終與動物不同乃因人有責任。祖先和雙親創造了自己，對救主——同時是最後審判者的神，同為人類之鄰居的一切言行均受道德責任的約束，這就是人類。

然而，人類的被決定性、以及從該處延伸而來的道德責任並不會將我們困閉起來；反而是一種豐富、有生命力的交流和解放！這是人類的Definitivity而非Limitation。我用英文來說明是希望各位能清楚區別它們的不同。人都討厭被決定吧！工作場合、家庭的人際關係中，若被決定則感到束縛異常。也許自己還有更多的可能性，卻因受到限制，而使許多關係被否定掉了，這就是Limitation，它的確非常拘束。

我要談的是，Definitivity的被決定性，即被限定(Define)的存在，也就是限定其為完整、完全的形態。另一方面，Limitation則是「可能性的喪失，或受到封閉的狀態以及其界限」。有時，我們也會感到局限。例如在洛杉機時，有一場像今天這樣的談話會，高速公路上卻塞起了車，看著時間分分秒秒跑向前，令人焦急得忍不住要小便！啊~如果會飛多好！像這種情形假如我們的教會有直昇機就好了！教人不禁作如此想。時間、空間都受到局限。

不過話說回來，擁有自己的軀體、以最外圍的皮膚為限，成為一個完整的存在個體，難道不是一件美好的事嗎?這就是所謂的Definitivity，而非Limitation。若每個人都沒有固定形態，都不受限定的話，豈不像阿米巴變形蟲集團嗎?我們若擠在這裡，就全都混成一團了。所以，就這層意義而言，我們被限定著是一件美好的事。

然而當罪惡的成分涉入我們人類之中，具美好、完全形態的Definitivity，就會變質、陷落至代表局限的Limitation了，我希望各位記住這個可悲且嚴重的事實。

〈路加福音〉十五章十一節至十五章三十二節中，耶穌・基督「放蕩子的譬喻」很有名。鄉下有兄弟兩人，弟弟說：「我受夠鄉下的生活了，我要到都市去過自由的日子。」他向父親要求分了一半的財產，前往都市。到了那裡，終日揮霍無度，極盡奢華，終於陷入經濟恐慌，不得已只好找一個養豬的工作。對猶太人而言，豬是最最低等的動物，榮譽選民猶太人竟淪為小狗異邦人的傭人，而且還落得不做養豬這種屈辱工作就活不下去的下場！《聖經》

上寫著：「他恨不得拿豬吃的豆莢果腹。」幾乎就跟豬沒兩樣了！就在那一刻，他忽然醒悟了！良心發現，明白自我存在的意義了！他領略到「我不是豬，我是人。」於是，振作起來，下決心回父親身邊。「回家吧」是另一個關鍵詞。然後，他對父親說：「我得罪了天，也得罪了你，我不配再稱作你的兒子了，請把我當作你的一個傭工吧！」他向前去，父親亦奔過來緊擁一身髒污的兒子，為他洗去塵垢，穿上上等衣料，戴上戒指，說：「我的孩子失而復得了！」《聖經》上寫著用肥嫩的犢牛作牛排，為他開了歡迎宴會。

與豬群一同匍匐地上欲以豆莢裹腹的瞬間，他忽然覺醒了！領悟到自己是個人，「我不是動物，我有許多責任，對神、對父親，有報告的責任、謝罪的責任、回家的責任。」如果大部分的人都沒有領悟到身為人對造物主以及其他人負有道德責任就死去的話，就叫作「豬死」。這和生不生病沒有關係，是人類的本分。我們不能讓病人錯失告白的機會，那是陷他們於「豬死」。

所以人類的被決定性帶來的就是責任感。對人、對神、對自己、對鄰居都存有責任，在向神報告與鄰人之關係、報告自己的言行、聆聽意見中一路走下去，才是真正有責任感的人應有的生活方式。

但這若偏頗了將變成如何？封閉在神與自我的單獨世界中，會陷入獨善的、錯誤的虔誠主義中；但若說：「我才不需要什麼神」，只有自己和鄰人，即以人類之間的統計學「少數服從多數」的方式，「多數＝善良」的概念行事又更糟糕。今天假如大多數人都贊成安樂死和人工墮胎，難道就是對的嗎？這將陷於道德的社會統計學相對主義中而無法自拔。相反的，若斷絕與神、鄰人的關係，封閉於自我無神論的狹隘實存主義中，就會只關心自己和與自己有關的事物，使原本具有的豐富責任感及人與人之交流蕩然無存。

重要觀念在於：我們人類是由神、鄰人與自己三者規定、定義、決定而存在的，積極接受《聖經》上說的「愛」這個字，並在此關係中生活，就是人類的本分和形態。

人的獨特性——人格

那麼，人有別於豬、人之所以為人的特性究竟何在？《聖經》上提到「神的形態」這個概念。〈創世紀〉第一章二十七節中寫著：「神於是照自己的肖像造了人，就是照神的肖像造了人：造了一男一女。」首先，看看「神的」一詞的涵義吧！舉例來說，「我的」這個所有格表現事實上具有兩層意思，目的所有格和主格所有格。提到「我的書」，首先意味的可能是「我寫的書」，以相同邏輯來理解，「神的形態」即「神所創造的形態」。但不僅如此。如果說意味的是「神所創造的形態」，那麼，沖繩海邊瞠目的珊瑚、北海道的美麗樹冰、滿天星子和宇宙、全部的全部都可說是「神的形態」了。然而，對於人何以獨具神的形態並未加以說明。

就像「我的書」一詞也具有「我擁有的書」的意義般，「神的形態」其實也顯示出「本來是神所獨具的形態」僅賜予人的意思。《聖經》上主張「人被創造出來，以與神的關係而存在，神將祂所創造之自然界的管理使命、管理權與責任交付予人」，《聖經》告訴我們就這兩方面而言，人類的人格其實是具有神的形態的。

再深入點談。各位請注意，剛才提過「神以自己的形態創造了人，創造了男與女，具有神的形態」等神祕話語。這表示一開始人的性別(Sexuality)就是人類人格的基本，我們必定是男或女，自有基本的生存模式。此外，透過「性別」獲致人際互動，參與生存目標。

看看訂婚後的年輕伴侶，極具目標意識，精神奕奕。有人諷刺地說：「人生最快樂的時刻，莫過於訂婚後那段日子。」就此意義而言，性別(Sexuality)也是具有目標感覺的。如果漠視末期病患人格的性別要素，就是輕視或漠視病患與其配偶或家人的關係，那麼，將導致病患人格、家庭的破壞，十分危險。

回過頭來，剛才討論「被決定性」時，我們談到人的存在受神的話語、他人及自己三者決定。如果這的確是人格具有的基本形態，那麼在做末期護理和醫療工作時，毋須拘泥於基督教醫院才能引用神的話語（習經）、唱讚美歌等等。我認為若能更開朗、豐富地實施、採用豈不更好？

同時，工作人員不可將病人局限在一個孤絕境地，而應與工作同仁以及病患互動交流、彼此認同、相互讚揚，面對人的完整形態，發揮責任的特質。

對病人來說，自我決定的權利不容漠視，這一點我們必須銘記在心。家人、醫生、護士欺騙病人「治得好」，病人只有在毫不知情下等死，無法決定自己希望的治療方式，例如：與其動姑息性的手術，不如控制疼痛、把握剩餘時間完成某些重要的事來得好！若剝奪了病人這種選擇的自由、權利與義務，就是侵害病人人格根本處自我決定的權利。若不給病人機會決定自己的事，就可說既是否定病人的人格根本，又以「好意」的名義踐踏病人人格，將導致不良後果。因此，適切地告知病患這件事具有神學的人類論基礎。

「人格」的定義

我們在提到人格一詞時，經常會為它下錯誤的定義，它具有複雜的哲學內涵，無法簡單地一言以蔽之。六世紀時，波爾底斯曾說：「所謂人格，乃理性的本質以個體加以實際化。」問題在於會陷入對人理解的二元論裡。先前也曾說過：靈魂與肉體對立，神的恩典對立於接受者所具的人性，使得原本存在於「與神交會」之上的人格統合性、整體性受損。如果說我的存在是某種理性本質以個體加以實際化的結果，那麼存在於與神、鄰人交流關係中的真正的人格意義，必將受到損害。

因此，我們把人格定義如下。「真正的人格，包含了無法傳遞之知的本質，以開放的、超越自我的方式存在」。這話看來抽象，究竟是什麼意思呢？首先，人格是開放於他人的存在，顯示自我的存在。好比此刻的我正與各位談話，這就是以言語來顯示我的存在。

和妻子分開、住在洛杉機那段時間，電話就成了意義重大的工具。如果有人硬要掃興說那只是電波轉變成聲音，那就沒意思了！妻子這個活著、並且愛我的人，不封閉自己，以該方式顯示其人格的存在，當電話聲傳來，我的心不禁歡欣鼓舞！許多的可能性、溝通與交流正因有如此的相互超越、跳脫自我才得以達成。

但在與癌症末期病人相處的慌亂狀態之中，因太過於投入了，久而久之護士和我們的內在都日漸枯竭，宛如我們自己也病了似地，倦怠感從心底升起，連想品嚐什麼美食、或改變一下心境的氣力也消失無蹤！也就是說，從事末期護理這種壓力大的工作，若無適切的防備，早晚會罹患枯竭症侯群(Burn–out syndrome)症狀。

但這並非表示顯示自我、投入自我、以真實面貌與鄰人相處就會失去自己、讓自我存在的基礎化為烏有。「無法傳遞」的面的確存在，然而，「自我完整人格的存在基礎是不會枯竭的」。在〈哥羅森書〉第三章三節中寫道：「你們的生命與基督一起，都隱藏在神的裡面」。你之所以為你，你的生命、真正的你自己是「與基督一起」「隱藏在」「神的裡面」，找遍全宇宙，也沒有比這兒更安全的地方。

我們把一個重要物品放入巴薩底那某日資大陸銀行保險箱中，心想有名銀行的保險箱安全上一定沒問題吧！數月過後去領，東西卻不翼而飛！人世間的東西，沒有什麼地方是絕對安全的。你在人際關係中受了傷、心痛不已時，要知道真正的你自己、你的生命是與基督同在，隱藏在神裡面的。沒有任何一個地方比這裡更安全。

如果你的人格受了什麼毀謗或傷害，神會心疼，因為神看見自己的孩子受了傷，這是神以外無任何人能觸碰到的角落。我們必須承認祂那「尊嚴」的證據。信徒保祿說：「惟有屬神的人能審斷一切，但他卻不為任何人所審斷。」（〈格林多前書〉第一、二章十五節）另外，還說道：「無論讚美或詆毀，正面評價或負面批判，只要這評斷來自『人』就是小事，即便接受他人的批評，最後終究要接受最後審判者——基督的評價。」因此，就這一點而言，無論末期病人變得如何形容枯槁、狼狽不堪，依舊保有自己的人格，既非狗也不是豬。我們必須承認他具有僅神才能接觸的本質，這就是人格尊嚴的基石。

到了末期的最終階段，不再用延命治療，也不再誇張喧騰，只要靜肅地守護病人，這是尊重人格的一種看護方式。但若膚淺地認為，在單純的寧靜中有種叫作「尊嚴」的化學物質迷漫著那就錯了，以愛與正義支配人類生死的聖神會在人們臨終時到場，人格的尊嚴存在於神以外無人接觸得到的角落，因此只有神才能為人生作最後的評價。

於是，我們從事護理工作的人才能返回同為自己之人格尊嚴的起點，重新要求自己帶著勇氣、精神與愛，來到末期病患身邊。

另外，有一件事可說是醫院對病人失禮之處。沒錯，病人來到醫院是要受照顧，固然不奢求要得到像日本航空或全日空那麼好的服務態度，但至少希望能稍為重視一下病人。舉例來說，生病上醫院，初次見面時會說：「我是某某醫生，請多指教」的大概難找吧！病人提供所有的個人資料，回答醫生的問診，毫無保留；對方卻連個「我是某某醫生，請多指教」也不願說。如果尊重對方的尊嚴、人格，做個自我介紹是最起碼的！當病人來我們的療養院，全體工作同仁會一起到玄關迎接，自我介紹後再工作，另外，到病榻前談話時，鑑於由上俯視而下會造成壓迫感，我們都儘可能坐下來，和病人視線平齊地交談。

妻子懷孕時都是我在照顧她，有一天一反往常輪到我去看醫生，發生了這件事。有位比較年輕的醫生，看得出他很忙沒錯，但蓬亂的髮，有頭皮屑快要落下，不禁擔心被這個人的手觸診乾不乾淨哪……。我打趣地說：「醫生，你有頭皮屑哦！」他倒笑了起來：「因為我像人似地拼命工作啊！」「醫生您是『像』人，但我可是不折不扣的人呢！」有這樣一段敞開心房的對話。他是否了解我的弦外之音就不得而知了，只要我們把病人視作完整人格來對待，即使是在醫療場所，也需要最基本的禮貌。

話說回來，有些病人也不尊重醫生。醫生也具有人格。以為能靠送禮換來更好的治療，或希望醫生照你自己的意思寫診斷書，無疑是對醫生人格及品德的褻瀆！不僅從事末期護理時才如此，就廣義而言，若人格能更受尊重，那麼醫院就有可能變為更愉快、明朗、讓人覺得去了真好的地方。只要知道全心照顧病人的我們即使累得疲倦不堪地回家，我們存在的源頭仍不枯竭，那麼，換換心情，不管是去旅行、游泳、和朋友去品嚐美食、與家人相聚，如果你是基督徒可以禱告、唱聖歌、到教會作禮拜等等做些個事情，然後，就可以重新自我挑戰！我也常接觸到醫療工作者有這方面的痛苦，希望大家務必運用這些資源才好。

人類的問題——罪與死

在更加深入思考人類的全人格性時，要注意不可將人過分美化。我們談到目前為止，都是人類的理想狀態，但人畢竟還是有其問題，那便是「罪」與「死」。所謂「罪」，就是偏離人原本被創造出來的目的，以消極或積極的方式不順從於神。不是積極站在反抗立場叫囂神並不存在；就是單純地漠視祂，以一種消極態度沈溺於自我本位，只知享樂。這些對神不順從的態度、以及從該處引伸出的自我與神與他人的關係或行為均是惡的表現。在末期護理階段與病人及其家屬的接觸過程，我們發現了人類真正美好的一面，有如戲劇般的人生；然而同時，人所隱含的醜惡也從各個層面中凸顯出來。

有位病人前陣子才過世，她的保險手冊上住址寫的是歐力普山醫院，家人從未曾來看過她，大家原以為是個無依無靠的老人，事後才發現竟是某大財主的遺孀。臨終前夕，住在附近的親戚開始蜂擁而至，恐怕是覬覦財產吧！這真是件可悲的事。所以，人不能一味地去美化，有美好的一面，也有悲哀、可怕的一面。自己、神、他人關係中發自本質或行為的惡確實存在，這些不能忽視。我們接近醫生時，是否也把自身的罪惡帶給了他？同樣地，醫生究竟有沒有把他自己的罪惡帶進以致壓迫了病情？我認為這是必須深思的問題。

其次，是罪惡所導致的結果。《聖經》上說：「罪惡的薪俸，是死亡。」（〈羅馬書〉第六章二十三節）在神的面前連一次謊也撒不得。神是愛，但祂無法縱容罪惡，抱持著絕對而神聖標準的祂，要求的是絕對的道德責任。

我在洛杉機的某處違規停車兩、三分鐘，原想停一下子應該無妨，卻被罰了美金八十還是一百元！相同的，若全能的神要對我們撒過的謊一個罰八十美元的話，有誰支付得了全部罰金呢？在絕對的神面前的罪，所要求的是絕對的懲罰，因此，由罪而來的罰就是死。

死是構成人類存在之各種關係中，最具涵蓋性且全面混亂、破綻的狀態，同時是起因於罪、與神的人格交流中最深刻的混亂、斷絕的根本狀態。

這裡所謂的死，不單指肉體的崩毀，而是指關係的破壞。例如早在幾年前，美國的兩對夫妻中就有一對離婚，日本也因邁入外遇時代，離婚率普遍上升。辦辦手續、離婚一成立，法院就會告知你離婚的事實；但是原有的關係依舊存續著，大部分的情況，丈夫終其一生都必須支付妻子及小孩生活費。婚姻是死了，不過扭曲了、斷絕了的關係依舊存在。相同地，死亡並非僅是肉體毀壞這麼單純的事，自己與神、與社會、與自然、宇宙的關係雖斷絕了，其實仍以異常的形式，扭曲著永遠地持續下去。

以一個模式來書寫的話，「與神的斷絕」位於中心，首先引起的是「自我存在的破綻」。

我們多多少少會意識到自己欠缺整合性，有時為此倍感苦惱。明明想這麼做、也知道必須這麼做，卻有達不到標準的情況發生。有時是明知不可為偏偏無法自抑，有時是明知須為之但力不從心。舉個例子吧！客滿的電車中自己有位可坐，面前站著的是一個老人，其實只要立刻起身說句：「老婆婆，請坐」便得了，腳上卻像有千斤重鍊條束縛住似地動彈不得，強烈意識到周圍人的視線，頰如火燒。我猶豫著：「我是真心想讓座嗎？我是不是個偽善的人？」沒想到，老婆婆就在我要起身前下車了。這種經驗想必大家都有過吧！明知該做卻做不到，不該做的事反而做了，你是否也曾遭遇這樣的兩難情境？自我整合性似乎在某處起了破綻，待死亡到來，身體與靈魂就分崩離析。

死亡破壞了夫婦、家庭關係，尤其在缺乏適當告知的情形下，原本到最後的最後都不應有一丁半點虛謊的夫婦關係，都會變得疑神疑鬼起來……。

剛才也介紹過這個例子。照顧母親二十年的女兒，看到母親變得不能言語，過去能吃的東西慢慢食不下嚥，只能攝取水份，病情日漸惡化時，她就像籠中的金絲雀被貓襲擊似地驚慌狂亂。和母親之間的溝通就要絕斷了！呼喊「媽媽」也得不到回應。親子關係的阻隔、夫妻交流的中斷，世上悲哀莫過於此。更何況，真正死別之際，沒能原諒彼此的錯，說聲「謝謝，我們到天國再會」就滿懷怨恨、痛苦地分開，更是無可比擬的悲哀。

死亡同時也破壞了各種社會關係。公司裡的職位不再，已被別人取而代之，生活空間只剩一隅病床，來探望的人日益減少，到最後完全被遺忘。

死亡，軀殼解體並真正從時間、空間徹底消失，這是與自然、宇宙關係的斷絕。所以，「死亡是與大自然、宇宙融合」的浪漫、奇幻的說法太過荒謬，死亡是更可怕的事。一個病人被召喚時，死亡就像個黑洞，汲取醫療人員、家屬等許多人的精神，榨取金錢，掠奪氣力，讓周圍的人全體完蛋！死亡是可怕的。有護士說：「想在療養院工作……」於是來到我們這兒。「妳確知什麼是死亡嗎？若是貿然接近它，妳會受傷的。死亡很可怕。」我對她說。大多數的病患幾乎無人例外地，末期時都會吶喊著：「我想活下去！我不要死！」這個臨床上的實證不容忽視。

與之相關，且現今令我們極為心痛的，是「接受死亡」這句話受到相當濫用的事實。說什麼「末期護理的目標之一就是接受死亡」，真是惡魔胡言。怕死！想活！才是人的天性。「為了償贖上天給的懲罰，你必須死！快，死吧！」若有這種假愛之名奸笑著說：「你快受死吧」的療養院，我可不願意住進那個鬼地方！死亡是我們必須持續奮戰的對象。《聖經》上也說死亡是最後的敵，是神與人的最終之敵。

因此，耶穌基督在十字架上以死來殲滅死亡。死亡如此可怕，甚至必須讓全能的神化身為人，在十字架上捨其生命，所以死亡並非輕易抵擋得了的，若沒有基督的十字架給我勇氣，我將因恐懼而無法輕易對抗死亡。正因如此，我覺得實有必要深入思考使人簡單接受死亡之舉究竟適當與否。

以上談了人類遭遇的罪與死的問題，這也就是末期護理必須繼續正視的、人類問題的真相。

人類的可能性——完整人格的回復與希望．生命

人難道沒有希望嗎？我想並非如此。事實上，人有希望尋回其可能性——即最初所授予的完整人格，有以新生命活下去的希望。是什麼希望？簡而言之，為了要拾回人類的完整人格，罪惡得赦、從死中獲救贖，並擁有肉體復活的永生希望，在許許多多的宗教名牌中，我選了基督教名牌。我的希望因耶穌基督而生。

各位，請思考一下全能的神化身為人這個事實所代表的意義。我覺得就像神在說，除了罪惡和死亡之外，身為人是多麼美好的事！許多人難道不是在憎恨自己是人類嗎？他們厭惡自己的身份，心想若是自己以外的某種東西該有多好！這種人在現今時代恐怕為數不少吧？然而，耶穌基督卻化身成人而來，神變成人所顯示的意義何在？代表著人就是人，身為人是幸福的。

耶穌基督以真正的「神的形態」賦予人類新的統合性，因為有基督，讓我們的人格得以重新整合，而與神阻隔了的人受到溫馨的迎接，我也有此體驗。基督這麼說：「你們不要以為我來，是為把平安帶到地上；我來不是為帶平安，而是帶刀劍，因為我來，是為叫人脫離

自己的父親，女兒脫離自己的母親，兒媳脫離自己的婆母。」（〈馬竇福音書〉第十章三十四、五節）這是革命家之言，語出驚人。什麼意思呢？神不希望人們蘊含罪惡，在膠著的關係中彼此苟且偷安，這是祂帶刀劍來試煉我們的原因。

同時，基督還說自己之所以來，是因將天地萬物統合於祂之內的時機已到。（參考〈厄弗所書〉第一章十節）換言之，耶穌並非真的為分裂而來。祂來，是為在分離後帶來真正的統合。譬如我和妻子，雖非暮暮朝朝相伴，卻因有基督的愛，而得到最緊密的結合。就此意義而言，基督是我們之間的仲介者，並賜予我們新的共同體意識。

何謂病人的個性得以舒展、變得更了解自己？我們發現藉由與耶穌的心靈交流，病人獲致自我覺醒，活得更加神采奕奕。教會是新的生命共同體，它帶來多樣性與統合性的人際關係及人格交流。

祂還承諾我們的肉體即使一度崩壞，終將復活而來，「自我」這個個體的統合性亦必恢復。肉體會復活。各位聽過有名的「使徒信條」嗎？內容以「我相信天地的造物主、我全能的父為神」開始，以「相信肉體的復活、永生的存在，阿門」為結束。如今，神已賜予我們以肉體復活為目標的、永恆的生命了。這裡，有著人類終極的希望。

生命的意義

這是我的個人體驗。我母親也是在療養院過世的。癌細胞從大腸轉移到肝臟，知道動手術也無法根治，猶豫著是否進行消極性的迴避手術？後來「動手術的話恐怕會當場死亡也說不定，如果只作止痛治療，我還能開心地和你們在一起，然後了無牽掛地準備離開。」母親自己選擇了治療方法。到了危急的那天，

「媽！您今天恐怕就會進入通往那世界的隧道……」我說。

「這麼嚴重了？」

母親的回答平淡，好似不過飛機起飛時刻到來一樣。一般對牧師、醫生來說，藉由神的力量幫助人們正是他們的使命，我們為了救母親已盡心盡力了，最後，母親的話是「有沒有什麼是我可以為你做的？」

「那麼，去了天國之後，請為我們祈禱使命能夠達成吧！」

「雖然不知道天國的時間是怎麼計算的，但每隔人間的一小時，我就會為你們祈禱一次。」

於是，每到十二點、一點這種整點時，我就知道母親在想著我們、仰望神的慈顏為我們祝福。雖然看不見她，她仍活在信賴與愛的關係中，與我們心靈交流。所以我的悲傷過程很

輕微。所謂生命，不論走到哪裡或留在原處，都存在愛與信賴關係的交會之中。基督是這麼說的。我在開場白時也提過，「所謂永生，是認識唯一的真神祢，以及祢派遣而來的耶穌基督。」所謂「認識」是「亞當認識了自己的妻子厄娃，厄娃懷了孕，生了加音。」（〈創世紀〉第四章一節）也就是完整人格相互交流之意。

我想從《聖經》思想談些生命的定義。所謂生命，以其相關性而言（毋寧說以相關性來談較好），即透過基督達成神與自己、自己與他人之間的恆久交流。《新約聖經》上用κοινωνια（交會）一詞。病人中為數不少者都追求那種無遠弗屆的生命交會，只要病人表明心意有此需求，我們就不能抹殺它的存在。

也就是說，人對視野不及的事物存有幻想，若無眼睛看不見的世界就活不下去。病人幾乎必定會對「死後的世界」、「天堂」、「黃泉」、「永生」等抱有強烈的關心，這些話題不能排除在交談之外。他們懷有不可壓抑的、強烈的求道精神，從未來的光明看現在是有其必要的。因此，我們可以善加運用靈的資源，如讚美歌、禱告、《聖經》上的話語、禮洗、聖餐儀式等心靈交流活動，期使病人心領神會。至於病人是否接受，當然就看他的選擇了。

三、對人而言，末期是什麼？

最後，站在上述完整人格觀點，重新回歸「對人而言，末期是什麼」的問題。有批評指出：向來人們對末期的看法，其實是有問題的。

偏重科技理論的醫生一味追求生命的延續，想盡辦法把病人接上通風機或拼命作心臟按摩，實在有些過火吧！

無神論的社會主義認為肉體崩壞後一切就歸於零，什麼都結束了。

心理學的死學(Thanatology)因為講求的是決定性論點，漠視、否定病人在末期時所會經歷的、前所未有的驚慌的心境變化，論斷死亡只是平日以心理學因應的小危機，在末期時重複呈現罷了。

佛教中以「扉」看待死亡的立場也許與基督教有所類似，若把「肉體的復活」去除於「永恆的生命」之外，「無量壽」的概念確實有些相同。但禪宗把死亡視作「壁」，認為未來是不可見的，站在這種立場上要談死亡就有些困難了。

無論如何，談到「末期」總令人傾向於那是「極限」、「結束」的負面看法，也就是說，一般人都認為末期護理是晦暗的，進療養院即邁向死亡的徵兆，更何況是大醫院的放射科，一進去就別想出來了！我們參觀過很多地方，發現某大學醫院的放射科病房就在太平間隔壁呢！家屬看了會怎麼想？更糟糕的是，從放射線科病房還可清楚看見窗外進進出出的靈車。這難道沒有不妥之處？豈不令人有「放射線科即醫院的末期＝結束，一進入裡面就沒救了」的聯想？

《聖經》上"τελος"一詞表示的悲觀、消極的結束就相當於此，人生中使用"τελος"的概念，即意謂著「時之結束」；然而它並非代表平和人生中時光流程的完成，指的是綿長人生時光的「結束」。

現今，經濟學、生物學大都可預測未來，我們的孩子一誕生，立刻就有各家保險業者特地前來為之提供生涯規劃及各種新鮮資訊。這一點我很感謝；但是，人生意義若僅如此，那麼大多數上班族不過就在計算退休金有多少？貸款得付多少？還欠多少未還等等瑣碎事情之下終了一生了嗎？這才是最令人無法忍受的。未來一目瞭然，人生就掃了興。有勇氣冒險嘗試新人生的人可能會考慮脫離薪水族的生活吧！我在洛杉機時，遇到來自日本的許多年輕人，期待著探尋人生的真理；然而其中大部分的人認為，人生到了末期，就只剩漠漠而無情的結束。如果抱持著如此觀點，是無法進行末期護理工作的。

此外，更糟糕的是理解為「死＝目標」，把死亡視為人生的終極目標是更不適當的。

末期：人生的完成期

難道沒有對末期較為正面的理解方式嗎？《聖經》教導我們以更積極的態度面對人生的結束——即視之為「人生的完成」。不是道德的完成，而是因著基督而來的、具超越意義的完成，有此認知便能安心。如果當不成道德上完美無瑕的人就進不了天堂，那麼末期時該如何是好？隨著病情惡化，所有的事都必然愈來愈力不從心，卻還得更加嚴苛地修鍊自己。若相信耶穌基督，由信仰即可獲致人生的完成，不是一件美好的事嗎？

本院為精神科病人提供的職業心性療法中，有燒窯的陶藝社團，病人可虔心揑土，為義賣會燒煉陶作。我們去參觀，發現許多頗具個性的作品價位都訂得很高，旁邊有相同設計的作品價格略低。作品幾乎相同何以價格不一？一問之下，才知有裂縫、會漏水。花瓶會漏水就不能使用，但是畢竟是自己的作品，不想把它貶低。依作者的話說，收尾工作極為重要，即使之前再用心，最後在收尾時失敗就功虧一簣了。不過，花費的時間、心力不亞於前者，所以不願把價格訂得太低賤。

病人對自己作品的感情如此，我們也體會到人生的「收尾」工作何其重要！人生的完成，就是所謂「收尾」，不是拖拖拉拉地結束然後說這就是極限；而是不作個整理不行，不完成就失去意義。這才是所謂的終點。用心想想人生使命為何吧！身為丈夫、妻子、社會的一份子，職場上一員，身為子女、或其他人，應該有自己肩負的使命必須完成。末期護理工作有一半的使命是在協助人們完成人生的課題。

完成、完全這些字眼最令人討厭。大部分的人會想：不完全才是人，不是嗎？不完全所以為人。然而，果真如此？我認為《聖經》的立場是與其相對的理想主義。也許我們的確無法克服人與生俱來的「脆弱」，希臘雕像、超人所具之完美，是人類遙不可及的境界，因為我們並非全能。但可以試著不去犯罪，進而達成與神的完全融合。愛，是指引著與人完全交會的道路。這是在「基督的完全」中約翰・韋思勒提出的論點，就此意義而言，人能夠變得完全，即完成人生、妥善收尾。如果宗教、醫療、療養院喪失這種理想主義將是一件可怕的事。

另外，獨善其身是不行的。必須以新共同體的一員追求完成。「奶奶光榮地完成了許多事，泰然自若地達成人生使命上了天堂，託她的福，我們家族引以為傲。」T・S女士的女兒在遺族會中說道。然而，若不幸地家族成員中有人因酒精中毒暴發而自殺，那麼他的終點及死法對家人來說都是不名譽的。因此，病患完成其人生，在最終畫上完整句點，對家人及其共同體而言就是為全體的完成貢獻了一分心力。每個人都必須為自己的人生做好收尾，末期的一層意義就是完成人生。

終點：前往永恆的準備時刻

一般來說，走到終點時總令人回首過去。雖說自我人生的完成建立在過往的延長線上，然而不過佔百分之五十罷了；但話說回來，令人不解的是：人類其實是沒有未來的希望就活不下去的動物，如果知道未來一片美好，現在就活得神采奕奕；相反地，若前景黑暗，現在就過得垂頭喪氣。人是活在過去、未來各佔五十個百分點，二者合成一百的現在性動物。因此，末期時若一味回首過去，清算過去，那麼不管做得多好，也只完成了百分之五十，進了天堂的門，成績不過滿分中的五十。末期護理的另一半工作重點應放在未來的展望。

所謂末期，用《聖經》上另外的話來說是εσχατος，簡言之，即永恆之旅的準備。末期即前往永恆的準備時刻。就時間而言，人無法滿足於只擁有現在，人類是需要擁有超越現在之「未來觀點」的動物；就空間來說，看不見從自己此刻所在之處散發出的光，人就無法生存。存在於封閉的空間及自我界限中就會呼吸困難。因此，現在相當流行神祕主義風潮、幽浮、小宗教等。社會上普遍存在著一種現象：缺乏超越人力、己身極限、另一世界的玄妙東西就活不下去，於是拼命下工夫追求。所謂εσχατος，即超越現在的未來，超越自己一步、更高的存在，要說那就是神也可以。透過未來的光看現在，與超越自我的祂交會，開朗地活在現在，努力以正面的勇氣與病痛奮戰，這種生活方式就叫作終末論(Eschatological)的生活方式。

這是關於某位癌症末期病人的故事。他是美籍日裔第二代，雖然對自己的病情一清二楚，仍投身義工工作，鼓舞著周遭的人。問他何以活得如此生氣蓬勃？「我將要到耶穌所在的喜樂天堂，我清楚地知道是這樣，所以想在之前盡可能地為大家做些什麼！」這麼回答的他，從事著義務服務工作。而國立療養院東京醫院的中島醫師卻經歷了一個相反的例子。半夜，有個癌症病人失蹤了，護士們慌忙到處尋找，後來，發現他在走廊盡頭點了個小燈泡的廁所裡青白著臉、呆然而立。問他為什麼在這裡？「一到熄燈時間，房間全部暗下來我就怕！我好怕黑！我怕死！不敢一個人留在那麼可怕的地方，整個醫院只有這裡最亮……」他囁嚅道。呆立在那兒。

未來（死亡的彼岸）若有希望且明確，處於末期的現在也就光明了起來；如果未來一片黑暗，現在就覺得了無生機！所以末期時必須做好光明、確實、永生的準備才行。舉例來說，一個人都要從機場出發了還毫無準備，那他不是很愚笨嗎？

末期的恐懼存在於搭乘、出發的時間一味迫近，卻不知將前往何處，但又不能不走的迷惘裡。

同時，送行的人若無事先為他安排去處，考量是否抵達得了？到了以後該做些什麼？要介紹給誰認識等等，沒讓他做任何準備就送他出發，則難逃不誠實、不負責之疚。因此，協助病人在向永恆出發前做好萬全準備，也佔了末期護理使命的一半。

關於人生的末期，我把一九八五年我們刊載於《基督徒報》上的內容節錄一部分下來。（如圖2）「所謂末期，從過去來看是人生完成之時；從未來之光來看，是為永生準備的時刻。有明確的希望嗎？有生命嗎？那裡有人接受我嗎？來迎接的是誰呢？必須把這些事弄清

圖2

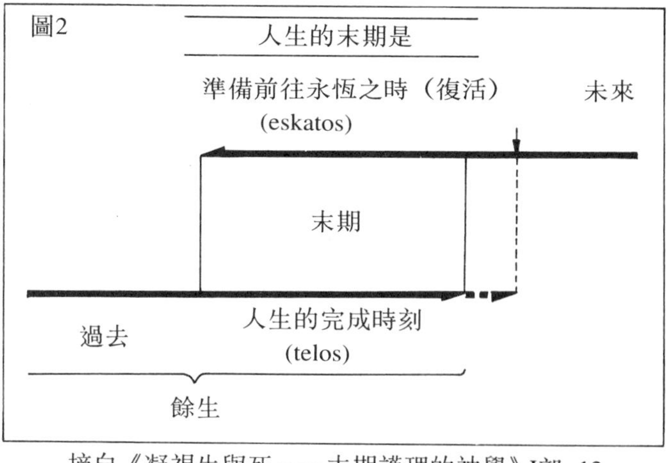

人生的末期是

準備前往永恆之時（復活）
(eskatos)

未來

末期

過去

人生的完成時刻
(telos)

餘生

摘自《凝視生與死——末期護理的神學》I部–12，〈基督教的末期觀4〉，《基督教報》1985. 6. 5。

楚、準備好再送他們出發。」

旅行前一方面得做好份內工作，同時又須準備行程。不僅得打點這邊的事，還得為旅行做好準備，於是同樣的時間必須作二倍運用，自然分外勞心勞力。更何況是為人生做個整理，做個結束，前往一個未曾到過之處，決定永恆命運的地方，不能不做好萬全的準備，理所當然是倍加艱辛的時刻，末期護理的工作就必須針對病人的這兩種需要提供支持。

全人格的援助是必須的。

結論：謀求神學與醫學的相互合作

最後提議以神學・醫學的相互融合、協力合作，為今天的談話作一個結束。神學領域中，全球大致已將牧師制度、福利、經濟、政治、教育、醫學、文化等列入其使命了，希望日本的神學教育亦更加積極地將醫療問題、倫理、死學、末期護理等題材編入教科書中，並盡力協助病人渡過最有意義的末期。醫學界有許多醫生是在未能思考人類本質之前，飽受升學戰火摧殘，通過國家考試即在現實人生中處理人類問題的。面對這種問題而不知所措的醫師大有人在。我期待往後的醫學教育可納入更多有關人類學、死學、或末期護理的課程。同時，以生涯教育的形式導入更多神學、宗教面和醫學面的新知亦有必要。

要納入上述課程內容可參考美國方式——將護理學校全面改成四年制大學；醫學院則併入大學部計算，一共八年。必須讓年輕人苦思自我人生、探索人生意義、學習各種知識。要做的事仍多，因此若學美國在四年制大學畢業後，進入四年制研究所程度般的醫學院就讀，則再做些這方面之制度修正即可。這點是我想拜託有關單位的地方。

如果有一句能讓我作為結尾的話，我想會是「人是活的動物」這句吧！《聖經》上說：「我已將生命與死亡，祝福與咀咒都擺在你面前；你要選擇生命，為叫你和你的後裔得以生存。」（《舊約聖經．申命紀》第三十章十九節）無論是接受醫療照顧的、或提供照顧的，都是其中一員，必須援助原本就因「為了生存」而被創造的人類，並將過去和永恆的未來納入視野中，好好地活下去。

（以上　中島修平）

（中島修平・原歐力普山醫院療養院指導師、牧師）
（中島美知子・歐力普山醫院內科，療養院醫師）

作者簡歷（依刊載順序）

鈴木莊一

一九二九年生於日本東京
東京醫科齒科大學醫學院畢業
現任鈴木內科醫院院長
主要著作《擁抱死亡》、《仁醫講座》（合著）

矢內伸夫

一九三三年生於日本東京
東京慈惠會醫科大學研究所修畢
現任南小倉醫院院長

主要著作《臨床小兒心理檢查法》、《老人保健設施一〇〇問一〇〇答》

村上德和

一九六〇年生於日本福岡縣
大正大學研究所宗教學修畢
現任南小倉醫院臨床宗教士

田宮仁

一九四七年生於日本新潟縣
大谷大學博士課程修畢、肄業
現任比哈拉會本部負責人代表

中島修平

一九五一年生於日本長野縣
弗拉神學研究所（美國）畢業

現任國際新希望・療養院研究會代表

主要著作《福音》、《癌症告知》

中島美知子

一九四八年生於日本愛知縣

信州大學醫學院畢業

現任醫療法人葦之會歐力普山醫院內科・療養院醫師

主要著作《向對抗死亡的人看齊》、《癌症末期護理實況——給疼痛患者的援助》

生死學叢書書目

揮別癌症的夢魘

羽生富士夫／著
何月華／譯

癌症是現代人健康的頭號殺手，您對癌症認識多少？癌症等於絕症嗎？不幸罹患癌症的話，要如何面對死神的挑戰？具有「上帝之手」美譽的日本名醫，以他個人的切身經驗，懇切地告訴大家，以知識對抗癌症的重要，以及許多與癌症有關的預防、醫療等方面正確的觀念，是重視保健與生命品質的現代人必看的著作。

無生死之道

盛永宗興／著
郭敏俊／譯

面對人生的生老病死，您作何感想？對於世間一切的生生死死、死死生生，感到迷惑不解嗎？請聽日本著名禪師盛永宗興娓娓道來，以生活化、深入淺出的例子，帶領我們參透生與死的迷霧，體會「一期一會」、「遊戲三昧」的生命哲學，活在每一刻當下，生死將不再是人生痛苦的代名詞。

凝視死亡之心

岸本英夫／著
闞正宗／譯

本書是日本已故宗教學者岸本英夫與癌症搏鬥十年的心路歷程。當獲知罹癌，並被宣判只剩半年壽命後，他除了接受必要的手術治療外，也開始思索生命的本質，並陸續寫下手術前後，他在死亡威脅下的心理調適和哲理思考，他也因此將肉體生命從半年延長為十年。這其中艱苦的奮鬥歷程，句句珠璣，斑斑血淚，值得品味。

美國人與自殺

赫華德・庫盧諾／著
孟汶靜／譯

本書從心理、文化的角度探討美國人的自殺行為，並以十分具有啟發性的方式，陳述出過去三百年來西方社會對自殺行為的探索過程。作者成功地綜合了西方各學派分歧的自殺行為理論，而發展出一套嶄新且具有說服力的論點，在心理與歷史學界贏得極高的評價，對研究早期華人移民的自殺行為亦有助益。

宗教的死亡藝術

肯內斯・克拉瑪／著
方蕙玲／譯

本書以比較性、宗教性的方法，探討世界主要民族與宗教關於死亡、死亡的過程以及來生等等課題所採取的態度與做法。讀者將可發現，書中所列舉的每一項宗教傳統，都在指導它的實行者，不僅在死亡前，同時就在死亡的片刻裡，就能技巧地掌握死亡。死亡可說是一門牽涉到肉體死亡與再生經驗的宗教性藝術。

禪僧與癌共生

鈴木出版編輯部／編
徐明達
黃國清／譯

一位因罹患癌症而被宣告只剩三年生命的禪僧，如何活在癌症的病魔下，如何掌握人世間的生死，將餘生投注在什麼地方？本書即是與已故荒金天倫老和尚（日本臨濟宗方廣寺第九代管長）交往過的人，藉他們的證言撰集而成的報導文學，將老和尚以三年餘生充實為精神上三十年的生命風采，再度活現於紙上。

死亡的科學

品川嘉也
松田裕之／著
長安靜美／譯

人為何一定得經歷死亡？老年是否真的是人生的累贅？「腦死」就意味著「死亡」嗎？……這些疑問，在本書中都有詳盡的討論與解答。作者從生物學的角度出發，探討與生物壽命有關的種種議題，進而提出人類面對生死問題時應有的認識與態度，是一本將死亡學提昇到科學研究的難得之作。

死亡的真諦

小松正衛／著
王麗香／譯

當被問到：「如果人生可以重來一次，你希望擁有怎樣的人生？」多數的回答可能是出身好家庭，擁有高學歷，事業穩固，平安幸福過一生。但本書作者卻說：「世間非常艱苦，人生難行，但一路行來的人生，我還想再走一次。」是什麼樣的經歷與啟示，讓他如此達觀？請隨著作者一路前行，游入古聖先知的智慧大海……。

輪迴與轉生

石上玄一郎／著
吳村山／譯

「生死事大」，為了探究它，各種哲學與宗教已提出了許多答案，「輪迴轉生」便是其中之一。這種思想出人意料地貫通東西方，幾乎發生於同一時代。它的起源如何？呈現出那些面貌？果真能解決「生死」問題嗎？這些在本書中都有廣泛而深入的探討。

生與死的雙重變奏

齊格蒙・包曼／著
陳正國／譯

意識到必朽（死亡）與對不朽的追求，深深影響著人類的生命策略。人類社會建制與文化面向的型塑過程中，更存在著「解構」必朽與不朽的辯證和互動關係。而在「現代」和「後現代」社會，這種「解構」又出現了有別於「前現代」的許多變奏。且看包曼教授如何透過集體潛意識的心理分析，從不同角度詮釋「死亡社會學」。在必朽與不朽之間，您將重新認識現代人的社會與文化。

透視死亡

大衛・韓汀／著
孟汶靜／譯

本書所探討的論點，主要有下列幾點：一、在什麼樣的情況下，個體才算死亡？二、末期病人有沒有權利決定自己的生與死？三、器官捐贈能不能得到社會大眾的認同，進而成為一件普遍的事？作者以平鋪直敘的方法，為每一個論點作了總整理，提供讀者許多寶貴的資料與觀念，在臨終與死亡尊嚴等議題的探討上，能有進一步的認識。

看待死亡的心與佛教

田代俊孝／編
郭敏俊／譯

本書由八篇演講記錄構成，內容包括親人死亡的感受、個人的瀕死體驗、對死亡的心理準備、佛教的生死觀等，發表者有僧侶、主婦、文學家、醫師、佛教學者等不同人士，從各個角度探討死亡問題。正如主辦演講的日本「探討生死問題研究會」宗旨所示，如何在老、病、死的人生當中，正視死亡的事實，學習超越死亡的智慧，讓人生更加充實，是現代人的切身課題，值得大家一同來探討。

生命的終結

阿爾芬思・德根
早川一光
寺本松野
季羽倭文子／著
林雪婷／譯

在面對末期病患或臨終的人，甚至是自己生命的終結時，我們能做些什麼？該做些什麼？是本書所要探討的主題。四位作者分別從死亡準備教育、醫療與宗教、臨終看護等專業的角度，提供他們寶貴的經驗與意見，是關心此一議題的讀者最佳的參考。透過討論死亡，了解死亡，我們的生命必能更加美好。

從容自在老與死

日野原重明
早川一光
信樂峻麿
梯實圓／著
長安靜美／譯

隨著高齡化社會逐漸到來，種種老年心理與生活的調適、老年疾病的醫療、安寧照護等等問題，一一浮上檯面，這也是每個家庭和個人都要面對的問題。本書從接受老與死、佛教的老死觀、老年與疾病、末期照護等等角度，提出許多觀念與作法。藉由思考生命末期與老和死的種種課題，期望每一個人都能獲得一種從容自在的智慧與人生。

生與死的關照

村上陽一郎／著
何月華／譯

死永遠超越我們人類的「理解」，人類如果不能體認這個事實，醫療便會陷入「器官醫學」的窠臼之中。作者透過對現代醫療種種問題的根本探討，如醫療倫理、醫院內部感染、器官移植、安樂死、腦死、告知權、愛滋病等，重新思考生為何物？死為何物？什麼才是正確的醫療？觀念新穎，析理深刻，是您不可錯過的一部「現代醫療啟示錄」。

超自然經驗與靈魂不滅

卡爾・貝克／著
王靈康／譯

自古以來，人類對來生的想像便不曾中輟。「第六感生死戀」、「穿越陰陽界」等電影的風行，正反映現代人對轉世與投胎的濃厚興趣。但西方的唯物論和科學主義卻斥為迷信，到底孰是孰非？本書即在透過科學化的研究，深入探討死亡過程的異象與靈魂不滅的假設。顯像、附體、前世記憶、臨終體驗等現象是真是假？當生命結束後，人類某些「重要特質」會繼續存在嗎？本書有您想知道的答案。

超越死亡

霍華德・墨菲特／著
方蕙玲／譯

莎士比亞稱死亡為「未被發現的國土」，因為尚無人能像哥倫布發現新大陸一樣，在造訪該地之後回來向世人述說他的經歷。但自莎翁時代以降，有關這項古老秘密的研究工作，已有不一樣的風貌，本書即是其中的佼佼者。作者透過宗教、哲學、神秘主義以及經驗證明等比較觀點來檢視死亡，為我們揭開死後生命世界的奧秘。

生命的安寧

鈴木莊一等／著
徐雪蓉／譯

有別於一般病人，末期病人的醫療與照顧，需要我們投注更多的關懷與付出，才能幫助病人安寧地走完人生。本書六位作者分別站在醫療與宗教的角度，透過親身體驗，以「從初期護理看末期醫療與宗教」、「宗教對醫療之重要性」、「佛教福利與末期護理」、「日本療養院的宗教與醫療」為題，提出他們的看法，值得大家參考。

從癌症體驗的人生觀

田代俊孝／編
徐明達
黃國清／譯

當遭逢周圍親友身故，或曾經體驗死亡經驗時，對人生與事物的看法，將會有所改變，尤其有過癌症體驗的人更是如此。本書即是日本「探討生死問題研究會」以此為主題所收集的八篇演講實錄編輯而成。癌症雖可怕，卻也是生命的一大轉機。「向癌症學習」、「向死亡學習」，這樣的人生經驗，彌足珍貴。

心靈治療

佐佐木宏幹等／著
李玲瑜／譯

面對生死問題，人類的反應模式和其自身的「世界觀」有著密不可分的關係。自古以來，民俗宗教在醫療上所佔的地位，更是舉足輕重。但在宗教與醫療各自分工的現代社會，這種現象是否依然存在？民俗宗教與現代醫療如何相輔相成？信仰與精神醫學有何互動關係？新興宗教在日本社會又扮演何種角色？這些在本書中都有深入而廣泛的探討。

死而後生

田代俊孝／編
吳村山／譯

為了充實自我的人生，也為了能與面臨死亡的人同其感受，一起超越死亡的痛苦，深入探討死與生，不是很重要嗎？秉持這個宗旨，日本「探討生死問題研究會」定期舉辦研討會，並將演講內容彙集刊行，本書即其成果之一。正視死亡，才能讓生命更加充實。由生而死，從死看生，正有待我們認真玩味思索。

生命的抉擇

藤井正雄等／著
陳玉華／譯
李金玲

器官移植牽涉的層面極廣，它與人們的生死觀、民俗宗教信仰和對遺體的看法都有密切的關係。而不管從宗教、醫療或法律的角度去探討，贊成與反對雙方皆持之有故，不易取得共識。這種情形在日本尤為明顯。本書即是日本「醫療與宗教協會」就此議題所收的四篇專論。對於此一攸關生命的抉擇，您有何看法？本書提供您許多思考方向。